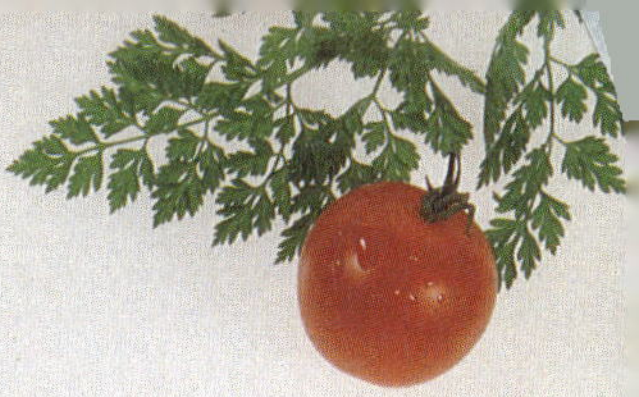

la diététique au quotidien

pour garder ou retrouver la ligne

Aurette SIMEON DE ROBERT

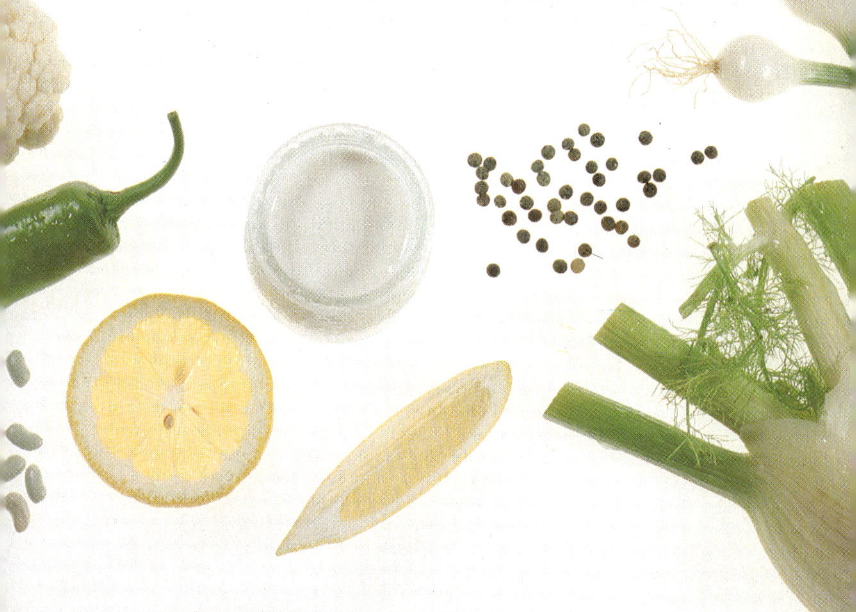

Photos : S.A.E.P. / C. Dumoulin

EDITIONS S.A.E.P.
INGERSHEIM 68000 COLMAR

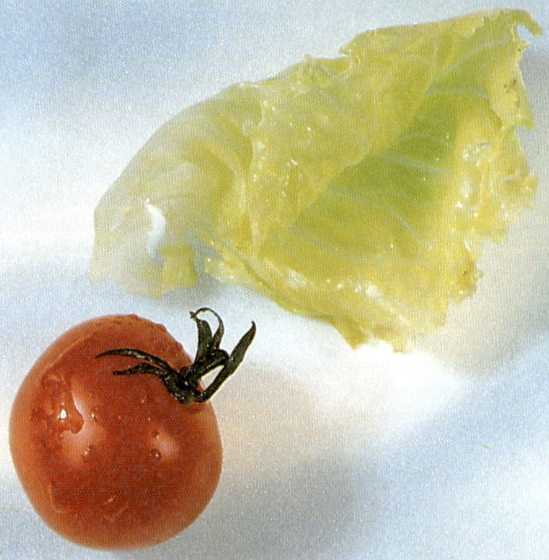

✕	préparation très simple
✕✕	préparation facile
✕✕✕	préparation élaborée
○	peu coûteuse
○○	raisonnable
○○○	chère

La diététique est la science de la nutrition.

Elle étudie les différents aliments, leur composition et leur rôle. Elle nous indique comment les répartir harmonieusement dans notre vie de tous les jours.

Elle est l'art de bien se nourrir et, à ce titre, nous concerne tous.

Nous disposons d'une multitude d'aliments que nous accommodons de manières fort variées. Nous les consommons et notre organisme les transforme en matières directement assimilables qui servent à le nourrir et à pallier ses besoins (vie active, croissance, effort physique, etc.).

Ces éléments se répartissent en 6 grands groupes. Ils sont composés de protides, de lipides, de glucides, de vitamines, de sels minéraux et d'eau.

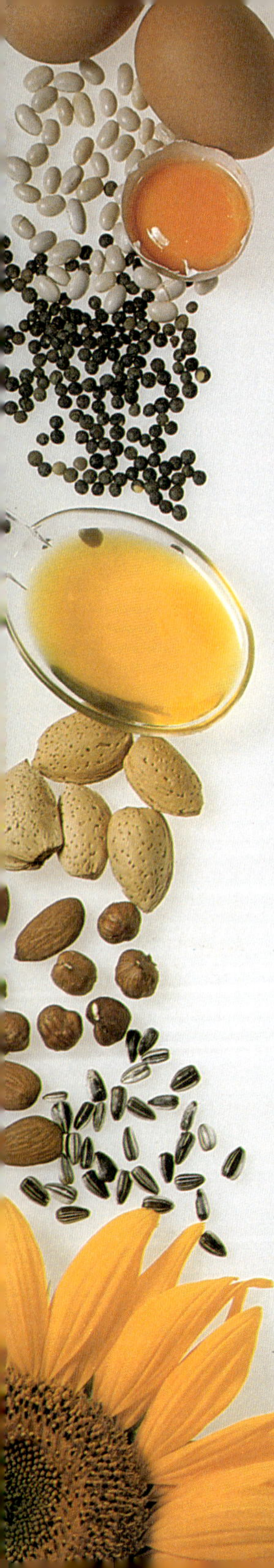

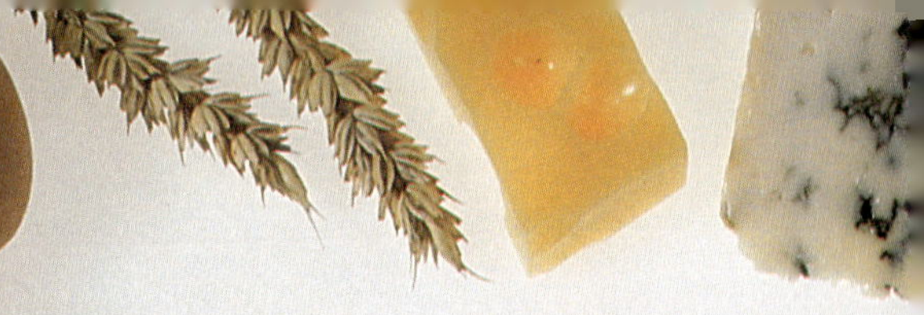

LES GROUPES

LES PROTIDES

On les trouve en abondance dans les aliments provenant du règne animal (viande, poisson, lait, fromage, œufs) et en plus petite quantité dans les légumes secs et les céréales.

Les protides servent à l'édification des tissus. Ils ont un rôle plastique et énergétique. Ils sont indispensables à

LES LIPIDES

Ce sont les corps gras.

Ils sont constitués par les graisses d'origine animale (saindoux, beurre), les graisses végétales (margarine), les huiles (arachide, olive, tournesol, etc.), les graines des oléagineux (soja) et certains fruits (noix, noisettes, etc.).

LES GLUCIDES

Ce sont les sucres que l'homme doit consommer dans son alimentation. Ils ont un rôle énergétique.

On les trouve dans la nature sous forme d'amidon dans les tubercules, les racines, les céréales et les légumineuses.

Ils peuvent être associés à un autre produit tel le maltose dans le malt, le lactose dans le lait, le fructose dans les fruits, certains légumes et le miel.

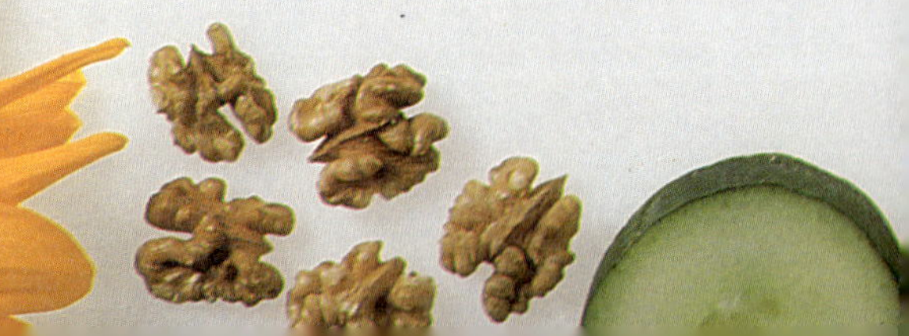

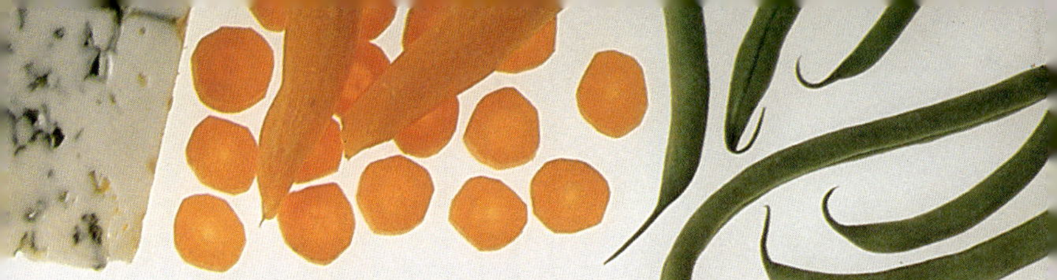

D'ALIMENTS

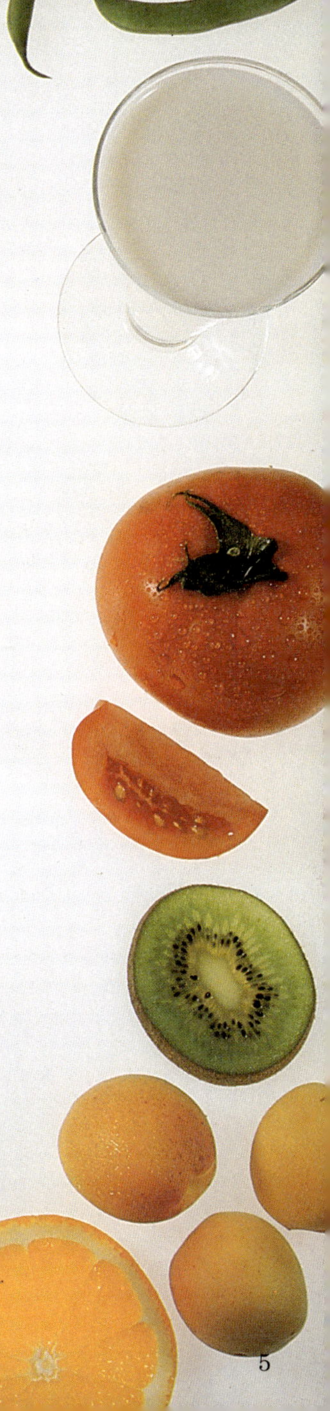

la vie et leur carence entraîne des troubles graves.

L'organisme ne fait pas de réserve de protides. Ils doivent représenter 20 % de l'apport calorique.

1 g. de protides apporte 4 Kcal.

Une ration alimentaire normale doit comporter 40 % de l'apport calorique total sous forme de lipides.

Dans les tissus adipeux, les lipides sont de l'énergie en réserve pour l'organisme.

1 g. de lipides apporte 9 Kcal.

L'organisme stocke les glucides dans le foie et sous forme de graisse dans les tissus adipeux.

La ration alimentaire normale doit apporter en glucides 40 % de l'apport calorique total.

1 g. de glucides apporte 4 Kcal.

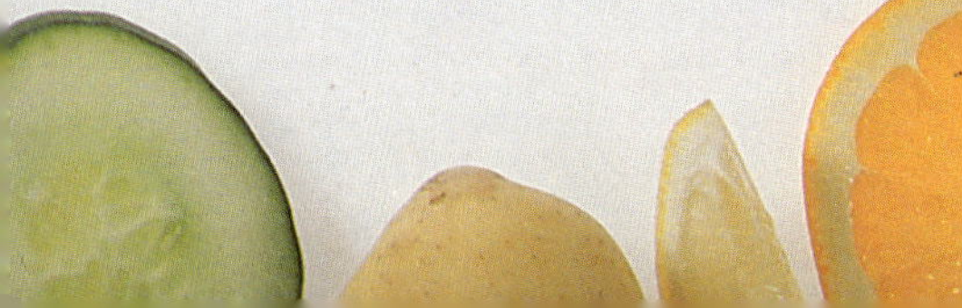

VITAMINES ET SELS MINERAUX

Leur rôle a été mis en évidence au début du siècle.

Ce sont des substances indispensables au bon fonctionnement de l'organisme. Ils n'ont pas de valeur énergétique ni plastique.

L'organisme ne les met pas en réserve. Il a besoin de doses infinitésimales mais quotidiennes.

LES PRINCIPALES VITAMINES SONT :

parmi les vitamines hydrosolubles

- **La vitamine C :**

Antiscorbutique.

Elle est fragile et craint la chaleur et le contact avec le fer et le cuivre.

On la trouve dans le cassis, le citron, le persil, les choux et les épinards.

- **La vitamine P :**

Elle agit sur la perméabilité des vaisseaux capillaires.

On la trouve dans l'orange et le paprika.

- **Les vitamines du groupe B :**

Elles sont parmi les plus importantes. Elles interviennent dans les réactions chimiques de l'assimilation.

- **Vitamine B1 :**

Abondante dans la levure, la cuticule des graines de céréales (son), dans les viandes, les abats, le foie et les légumes frais.

- **Vitamine B2 :**

Se trouve dans la cervelle, le foie, les rognons, les œufs, le lait et les céréales.

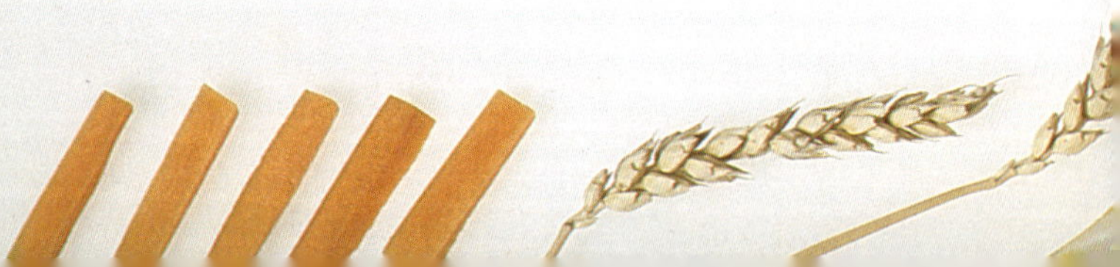

- Vitamine PP ou B3 :
Se trouve dans les œufs, la levure, le son et les graines des céréales.

- Vitamine B 12 :
Antianémique. Se trouve dans le foie, le lait, la viande, le poisson, les œufs.

parmi les vitamines liposolubles

- La vitamine A :
Protège la peau et est un facteur de croissance.
Se trouve dans le foie de flétan et de morue, l'huile de palme, le jaune d'œuf, le beurre, le céleri, les épinards, la laitue, le cresson et les carottes.

- La vitamine D :
Antirachitique.
Le soleil permet sa fixation.
Se trouve dans le jaune d'œuf, le beurre, le lait, l'huile de foie de morue.

- La vitamine K :
Vitamine de la coagulation sanguine.
Se trouve dans les feuilles vertes des choux, les épinards, les tomates et le foie.

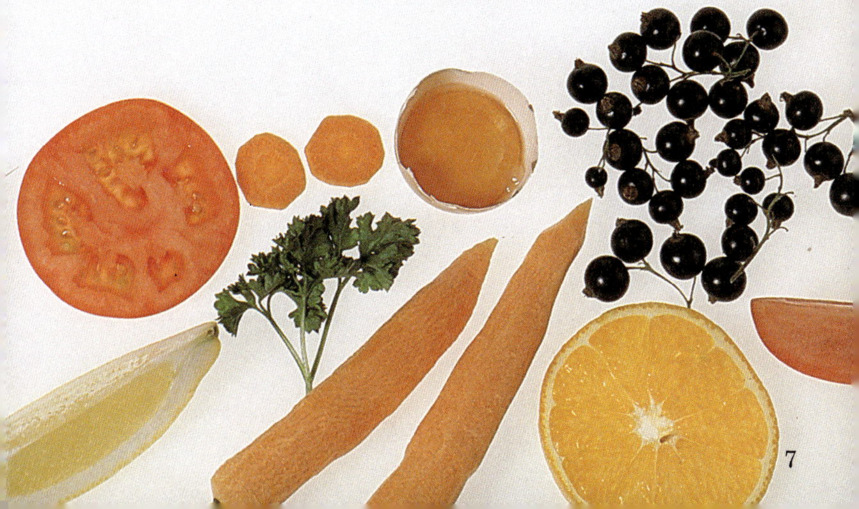

LES PRINCIPAUX SELS MINERAUX SONT :

- **Le sodium :**

Il intervient dans l'équilibre des échanges.

Nous le consommons sous forme de sel de cuisine.

- **Le calcium :**

Il est le constituant essentiel de nos os.

Il se trouve dans les fromages (surtout les durs), le lait, les figues, les noix, les haricots secs, le cresson.

- **Le phosphore :**

Il est nécessaire aux cellules nerveuses.

Se trouve dans le lait, les fromages, la viande, le poisson, le pain, les haricots verts.

- **Le fer :**

Il est nécessaire à la formation des globules rouges.

On le trouve dans la viande, le foie, le boudin, la saucisse, le hareng, les haricots secs, les lentilles, les céréales, les épinards.

L'EAU

Elle est un élément indispensable à la vie.

C'est le constituant dominant des cellules : 50 à 70 % du poids de notre corps est composé d'eau.

En plus de l'eau apportée par l'alimentation, nous devons absorber 1 litre à 1,5 litre de liquide par jour. Cela peut être sous forme d'eau, de thé ou de café non sucrés, de tisanes, de bouillon de légumes, de lait écrémé...

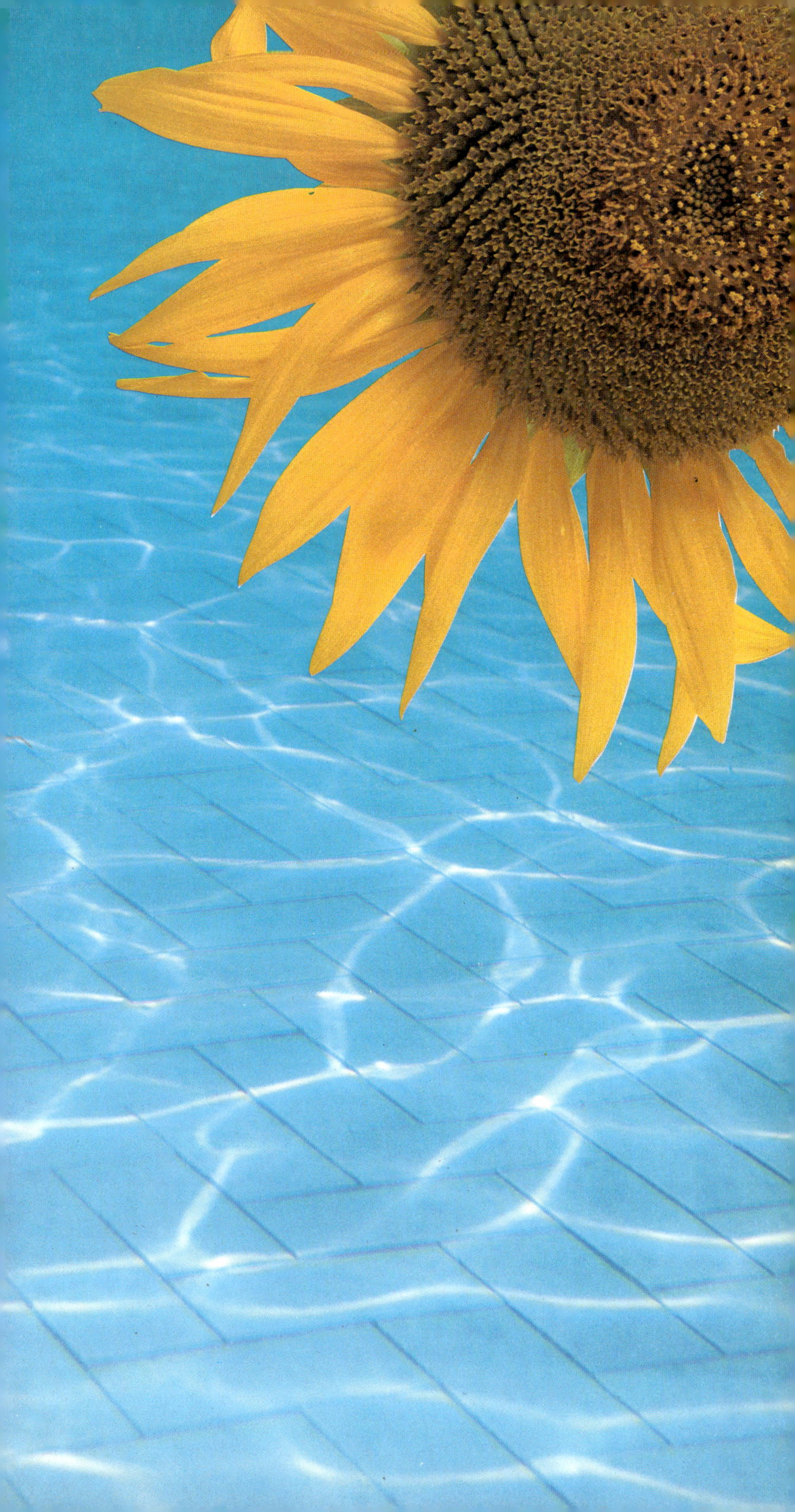

NOTION DE RATION CALORIQUE

Ces 6 catégories d'aliments doivent être réparties selon un certain équilibre.

L'apport alimentaire journalier et les dépenses physiques, intellectuelles et de fonctionnement de l'organisme, doivent s'équilibrer.

C'est à cette condition seulement que l'individu pourra maintenir à un niveau constant son poids et sa santé.

Si régulièrement une quantité importante d'énergie est absorbée sans être dépensée, l'organisme la met en réserve. Jour après jour, vous faites des "stocks" qu'il vous sera difficile d'éliminer... Vous êtes en marche vers une surcharge pondérale, vous grossissez.

TABLEAU DES BESOINS EN CALORIES ET PROTEINES

d'après "Food and nutrition Board" du National Research Council U.S.A.

	âges	poids	taille	Kcal.	protéines
Hommes	13-15 ans	49 kg.	163 cm	3 200	85
	16-20 ans	69 kg.	175 cm	3 700	100
	25 ans	65 kg.	170 cm	3 200	65
	45 ans	65 kg.	170 cm	2 900	65
	65 ans	65 kg.	170 cm	2 600	65
Femmes	13-15 ans	49 kg.	160 cm	3 200	85
	16-20 ans	54 kg.	162 cm	2 400	75
	25 ans	55 kg.	157 cm	2 300	55
	45 ans	55 kg.	157 cm	2 100	55
	65 ans	55 kg.	157 cm	1 800	55

Pour les femmes enceintes ou allaitant, consulter votre médecin.

Comment calculer le nombre de calories d'une recette ?

- relever les différents ingrédients et leur poids
- se reporter au tableau des calories pour 100 g. d'ingrédients
- faire une règle de trois et additionner les calories.

Exemple :

800 g. de côte de porc
291 Kcal. pour 100 g.

$\frac{291 \times 800}{100} =$ **2 328 Kcal.**

950 g. de pommes de terre
91 Kcal. pour 100 g.

$\frac{91 \times 950}{100} =$ **864,5 Kcal.**

valeur calorique du plat : **3 192,5 Kcal.**

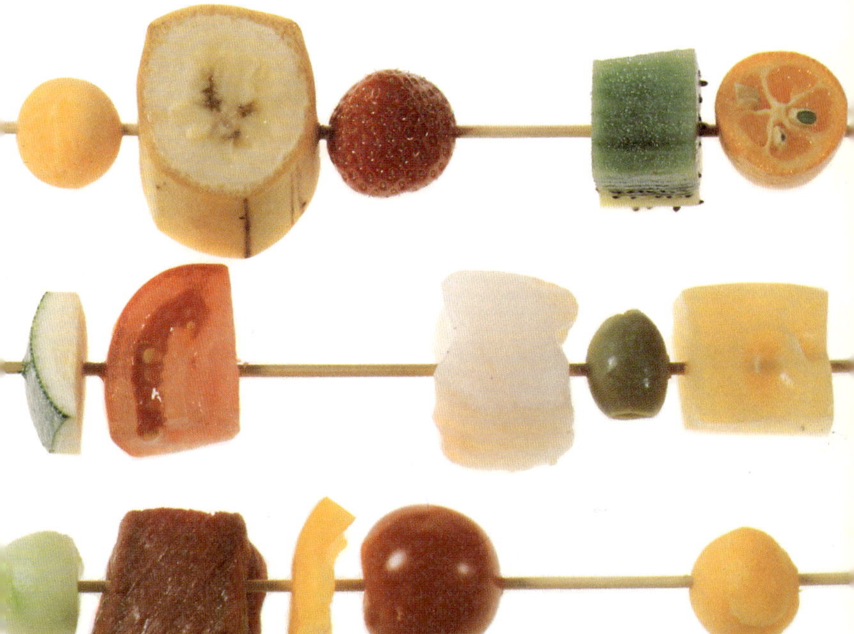

COMPOSITION MOYENNE DES PRINCIPAUX ALIMENTS
POUR 100 g. COMESTIBLES

GROUPE 1 : protides, vitamines B.

	calories	protéines	lipides	glucides
Viande boucherie	206	20,6	13,7	-
Charcuterie	410	28,3	33	-
Porc maigre	291	17,6	20,4	-
Porc gras	560	10,5	57,5	-
Poisson maigre type cabillaud	85	16	0,9	-
Poisson gras type maquereau	200	19	9,5	-
Crustacés	60	17,1	1,3	-
Oeuf entier	80	12,8	11,5	-
Légumes secs	334	23	1,3	61
Lait entier	65	3,5	3,9	5
Yaourt nature	45	3,5	2,5	4,5
Yaourt maigre	35	3,5	0,1	4,5
Fromage				
pâte ferme	410	26,2	31,8	3
pâte molle	320	19,7	25,2	4

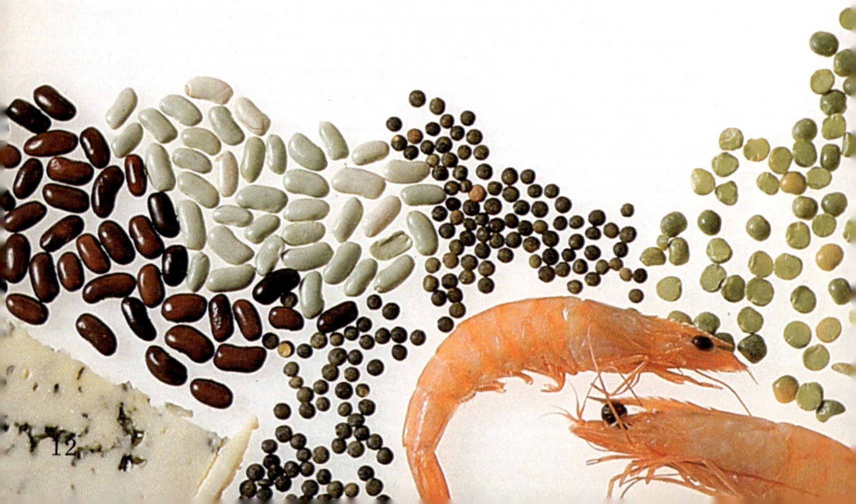

GROUPE 2 : lipides.

	calories	protéines	lipides	glucides
Beurre	720	0,6	81	1
Huile, lard, Saindoux	900	-	100	-
Margarine	730	0,6	81	0,4

GROUPE 3 : glucides, vitamines B.

	calories	protéines	lipides	glucides
Pain blanc	255	7,2	1,2	55
Pâtes	375	13,4	1,5	70
Farine	350	9,6	1,5	80

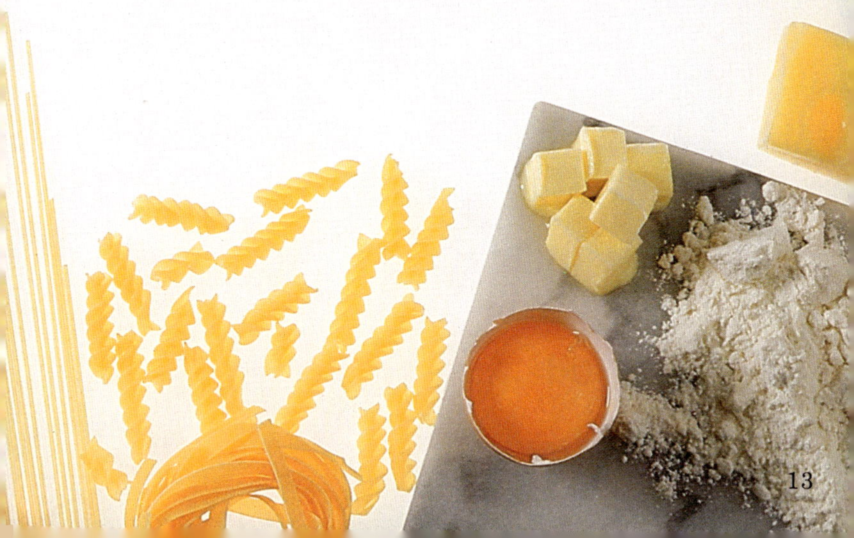

GROUPES 4 et 5 : vitamines, sels minéraux, glucides.

	calories	protéines	lipides	glucides
Tomate	22	1	0,2	4
Agrumes	45	0,9	0,3	12
Fruits de pays	65	0,6	0,4	14
Banane	90	1,2	0,2	23
Datte, figue, pruneau	300	2,8	0,6	72
Noix, noisette	650	15,5	62,7	13
Olive verte	215	1,4	18	11
Champignon frais	27	2,7	0,2	4
Légumes à feuilles	32	2,3	0,3	4
Légumes à racines	46	1,4	0,4	9,2
Petits pois, haricots en en grains	90	6,7	0,4	25
Pommes de terre	90	2,2	0,1	20

DIVERS

	calories	protéines	lipides	glucides
Chocolat	520	6	22	65
Sucre	400	-	-	99,5
Confiture	300	0,5	0,3	70,8
Vin blanc sec (1 dl.)	72	-	-	1,5
Bière	12	-	-	5,8
Alcool fort	28	-	-	-

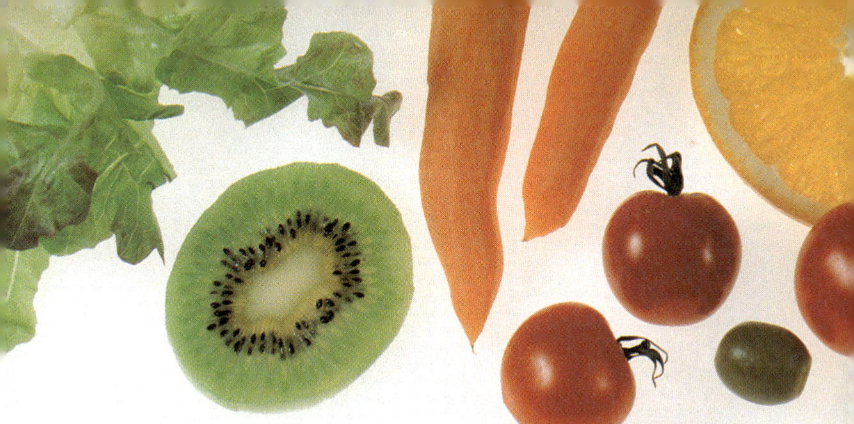

CONSEILS

Prendre l'habitude de manger léger.

Eviter de consommer trop souvent de la charcuterie ou des fritures qui apportent une quantité importante de lipides et augmentent considérablement l'apport calorique.

Surveiller votre consommation de féculents.

Faire de la pâtisserie un dessert de fête et non une habitude...

Préférer les grillades ou la cuisson à la vapeur qui vous aident à éliminer une grande partie des graisses de la viande.

Choisir du lait et des yaourts écrémés. Ils vous apportent le calcium et les protéines nécessaires, pas la graisse.

Ne pas oublier de boire beaucoup d'eau entre les repas.

Vous activer au grand-air. La diététique c'est aussi une manière de vivre heureux !

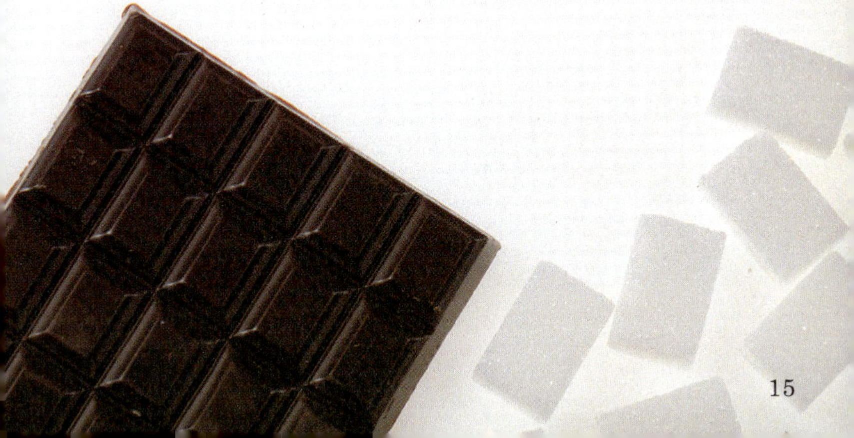

Mayonnaise légère

Prép. : 15 mn.
4 pers. - 95 Kcal./pers.

1 œuf dur / 1 œuf cru / 1 cuil. à café de moutarde douce / 1/2 citron / 2 cuil. à soupe d'huile de paraffine / 1/2 yaourt maigre / Sel / Poivre.

Passer à la moulinette le jaune de l'œuf dur.

Dans un bol, le mélanger avec le jaune d'œuf cru, la moutarde et le jus de citron. Verser doucement l'huile et le yaourt. Saler et poivrer.

Sauce au yaourt

Prép. : 5 mn.
4 pers. - 50 Kcal./pers.

2 yaourts / 1 cuil. à soupe d'huile de paraffine / 1/2 citron / 1 échalote hachée / 1 cuil. à soupe de cerfeuil et persil hachés / Sel / Poivre.

Mettre le yaourt dans un plat. Ajouter l'huile, le jus de citron, l'échalote et les herbes.

Saler et poivrer.

Sauce tomate légère

Prép. : 20 mn. Cuiss. : 45 mn.
4 pers. - 40 Kcal./pers.

1 kg. de tomates pelées et concassées / 1/2 dl. de vin blanc sec / 100 g. d'oignon émincé / 2 gousses d'ail écrasées / 3 cuil. à soupe de persil et ciboulette hachés / 1 branche de thym / Sel / Poivre / 1 cuil. à soupe d'huile d'olive / 2 cuil. à soupe d'huile de paraffine.

Mettre dans une casserole les tomates, le vin blanc, l'oignon, l'ail, le persil, la ciboulette et le thym. Saler et poivrer. Couvrir. Laisser mijoter 45 minutes.

Si la sauce est trop liquide, la réduire à feu vif 5 minutes avant la fin de la cuisson.

Au moment de servir, retirer le thym. Ajouter les huiles. Bien mélanger.

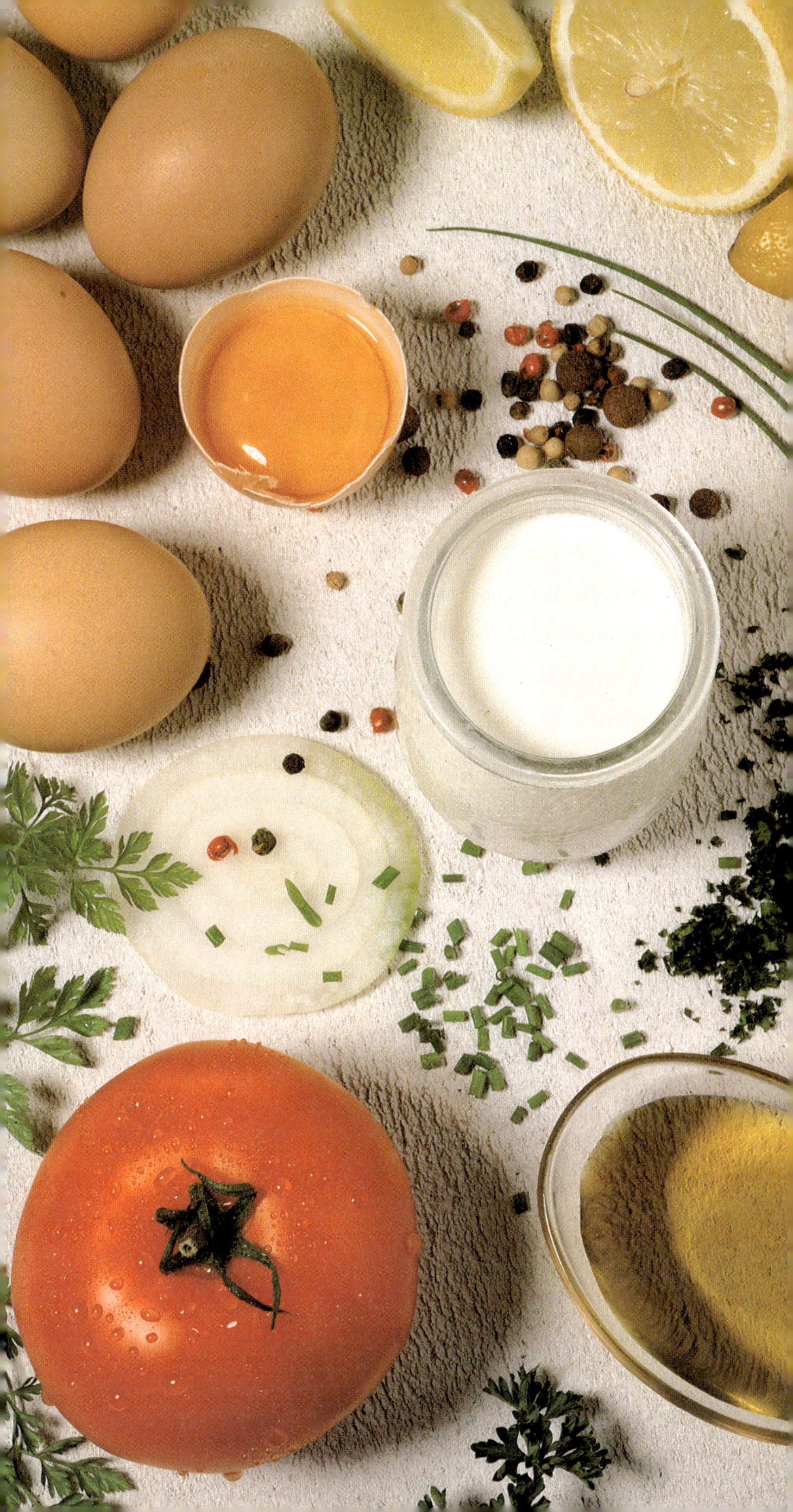

Crème aux artichauts

Prép. : 15 mn. Cuiss. : 20 mn.
4 pers. - 115 Kcal./pers.

4 fonds d'artichaut surgelés (400 g.) / 100 g. d'oignon / 250 g. de carottes / 200 g. de céleri en branche / 1 l. d'eau / 0,5 dl. de vin blanc / 2 cuil. à soupe de basilic et persil / 1 gousse d'ail / 1 branche de thym / 40 g. de lait écrémé en poudre / Sel / Poivre.

Préparer les légumes. Les couper en morceaux. Les placer dans une casserole avec l'eau, le vin blanc, les herbes hachées, l'ail écrasé et le thym. Saler et poivrer. Couvrir. Cuire doucement 20 minutes.

Enlever le thym. Ajouter le lait en poudre dilué dans un peu d'eau. Chauffer doucement.

Servir parsemé de fines herbes.

Potage à la bière blonde

Prép. : 30 mn. Cuiss. : 10 mn.
4 pers. - 320 Kcal./pers.

2 cuil. à soupe d'huile / 2 tranches de pain de campagne (100 g.) / 2 jaunes d'œufs / 2 cuil. à soupe de farine / 1/2 l. de lait écrémé / 1/2 l. de bière blonde / Sel / Poivre / Cerfeuil.

Faire dorer les croûtons dans l'huile. Garder au chaud.

Dans un bol, fouetter les jaunes d'œufs, la farine et 1 dl. de lait. Ajouter la bière et le lait restant. Filtrer. Verser dans une casserole. Porter sur le feu et chauffer doucement en remuant sans arrêt jusqu'à ce que le mélange épaississe. Saler légèrement. Poivrer.

Servir dans des bols chauffés. Parsemer de croûtons de pain et de pluches de cerfeuil.

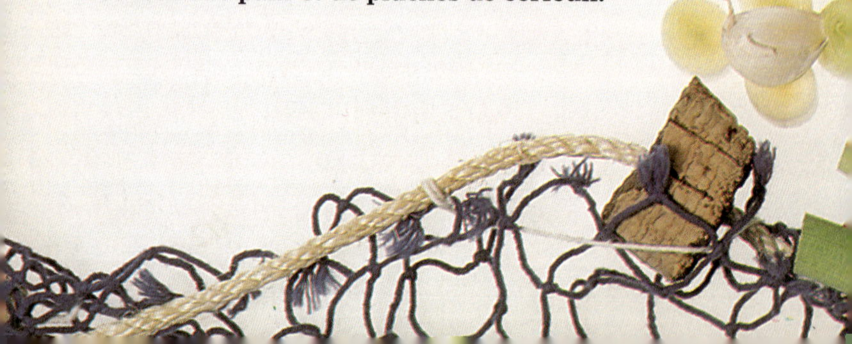

Soupe au poisson

Prép. : 50 mn. Cuiss. : 60 mn.
4 pers. - 510 Kcal./pers.

1 kg. de mélange de poissons (merlan, Saint-Pierre, congre, rouget) / 1,5 l. d'eau / 300 g. de blancs de poireaux / 200 g. de pommes de terre / 150 g. de fenouil / 100 g. d'oignon / 1 bouquet garni / 2 g. de safran / Sel / Poivre / 80 g. de croûtons de pain / 1 gousse d'ail / Piment de Cayenne (facultatif).

Nettoyer, écailler et vider les poissons. Conserver les têtes. Préparer les légumes.

Porter l'eau à ébullition. Verser les poireaux, les pommes de terre, le fenouil et l'oignon coupés en morceaux. Ajouter le bouquet garni, le safran, du sel, du poivre, une pointe de piment. Cuire à feu doux 20 minutes. Ajouter les poissons et les têtes. Continuer la cuisson 40 minutes.

Enlever le bouquet garni, les têtes et les arêtes. Passer au tamis. Ajouter un peu d'eau bouillante si nécessaire.

Faire griller les croûtons frottés à l'ail. Servir brûlant.

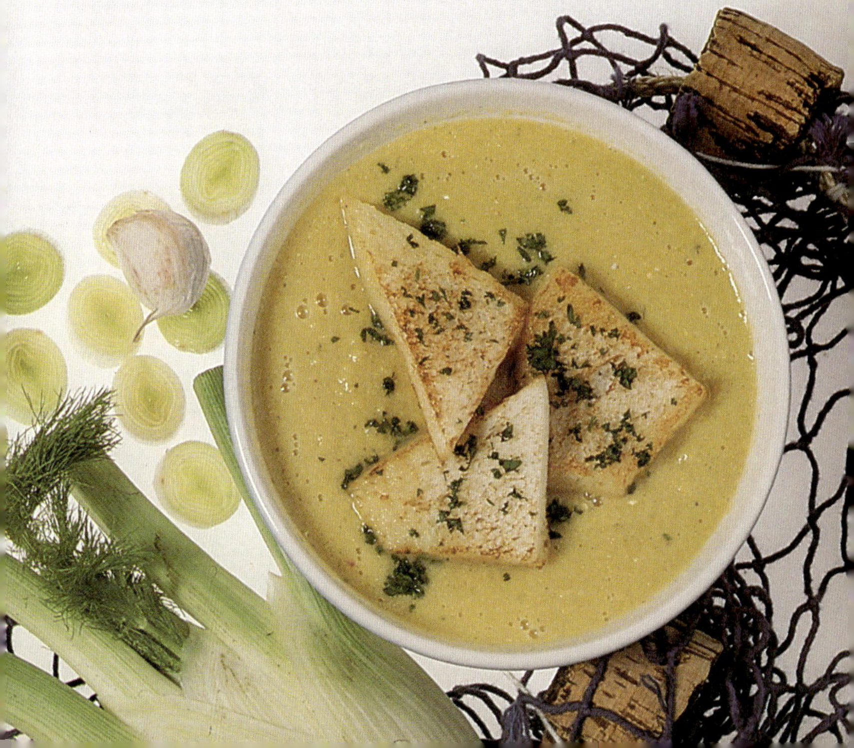

Champignons à la grecque

Macération : 12 h. Prép. : 1 h. Cuiss. : 35 mn.
4 pers. - 150 Kcal./pers.

100 g. de fenouil coupé en dés (conserver les feuilles) / 2 cuil. à soupe de concentré de tomate / 1 dl. de vin blanc sec / 1/2 dl. d'eau / 1 feuille de laurier / 1 branche de thym / 1 petit bouquet de persil / 600 g. de champignons de couche / 300 g. d'oignons grelots entiers / 300 g. de tomates.

Préparer les légumes. Cuire le fenouil à l'eau bouillante salée 15 minutes. Egoutter.

Dans une casserole, mettre le concentré de tomate, le fenouil, le vin blanc, l'eau, le laurier, le thym et le persil. Couvrir. Cuire doucement 10 minutes.

Ajouter les champignons coupés en 2, les oignons et les tomates pelées et concassées. Continuer la cuisson 20 minutes.

Verser dans un plat. Eliminer le bouquet garni. Couvrir. Laisser macérer 12 heures au réfrigérateur.

Servir froid parsemé de feuilles de fenouil hachées.

Concombres à la menthe

Repos : 30 mn. + 1 h. Prép. : 25 mn.
4 pers. - 95 Kcal./pers.

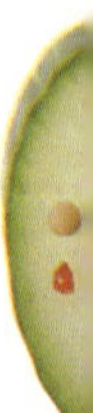

250 g. de concombres / 1 petit bouquet de persil et de cerfeuil / Quelques feuilles de menthe / 200 g. de fromage blanc maigre / 2 cuil. à soupe de moutarde douce / 1 citron de 100 g. / Sel / Poivre.

Eplucher les concombres. Les couper en 2 dans le sens de la longueur. Enlever les graines. Couper les tronçons en dés. Les faire dégorger dans du sel 30 minutes. Rincer. Eponger avec du papier absorbant.

Hacher les herbes. En conserver quelques-unes pour servir.

Dans un saladier, battre le fromage blanc, la moutarde, les herbes et le jus de citron. Saler très peu. Poivrer abondamment. Mélanger au concombre. Placer 1 heure au réfrigérateur.

Servir parsemé de menthe.

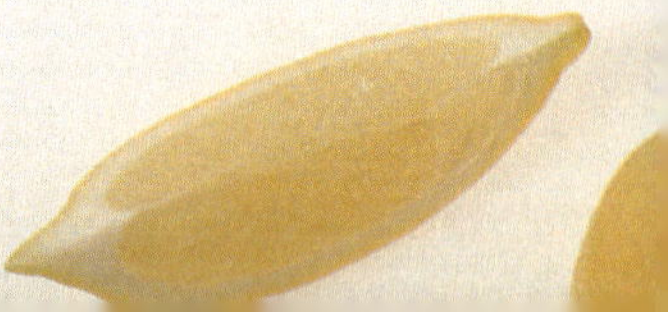

Daube fraîche aux concombres

XX O

Prép. : 30 mn. Cuiss. : 20 mn.
4 pers. - 180 Kcal./pers.

1 kg. de concombres / Sel / Poivre / Piment (facultatif) / 2 cuil. à soupe d'huile / 1 citron de 100 g. / 1 cuil. à soupe de moutarde douce / Feuilles de menthe / 40 g. de lait en poudre écrémé / 1 cuil. à soupe d'eau.

Eplucher les concombres. Découper la chair en petites boules à l'aide d'une cuillère à pommes parisiennes. Cuire 5 minutes à l'eau bouillante salée. Passer sous l'eau froide. Egoutter.

Dans une cocotte, mettre l'huile, le jus du citron, la moutarde et le concombre. Saler, poivrer et pimenter selon le goût. Saupoudrer de 4 feuilles de menthe hachées. Couvrir. Laisser mijoter 15 minutes.

Hors du feu, ajouter le lait écrémé dilué dans l'eau. Mélanger doucement. Disposer sur un plat de service et laisser refroidir.

Servir frais parsemé de feuilles de menthe fraîche.

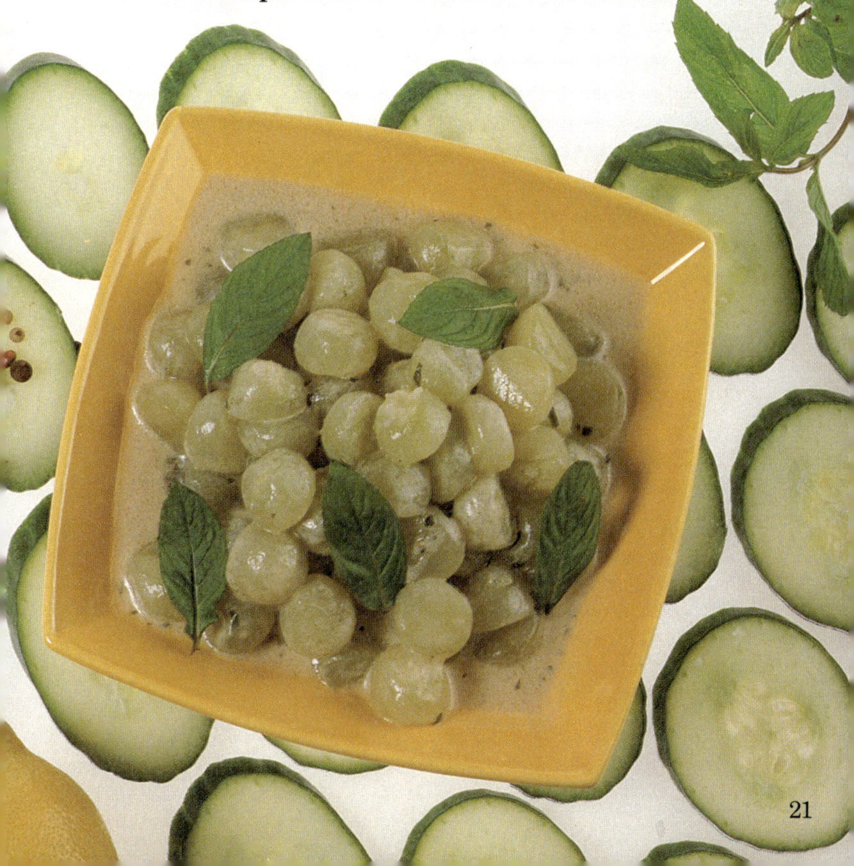

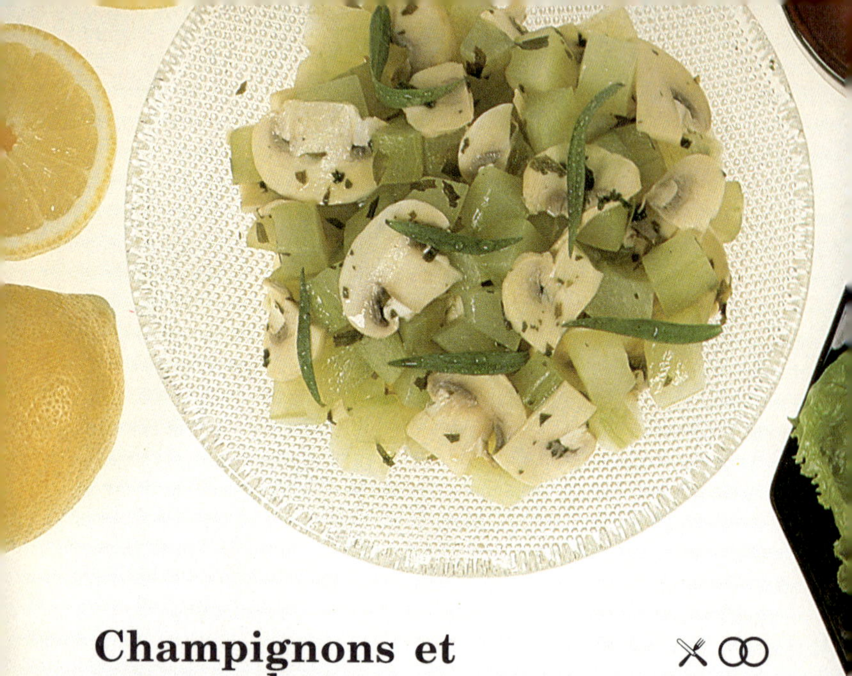

Champignons et concombres aux tomates

Prép. : 35 mn. Cuiss. : 1 h. 15 mn.
4 pers. - 325 Kcal./pers.

700 g. de concombres / 1 gousse d'ail écrasée / 1 petit bouquet de persil et d'estragon (en conserver un peu) / 700 g. de champignons de Paris émincés / 2 cuil. à soupe d'huile / 1 citron de 100 g. / Sel / Poivre.
Coulis de tomate :
1 kg. de tomates pelées et concassées / 2 gousses d'ail écrasées / 100 g. d'oignon haché / 4 échalotes émincées / 1 cuil. à soupe de persil et d'estragon hachés / 1 cuil. à soupe d'huile d'olive / Thym / Laurier.

Dans une casserole, mettre les tomates, l'ail écrasé, l'oignon, les échalotes, les herbes, l'huile d'olive, du thym et du laurier. Saler et poivrer. Porter à ébullition. Laisser mijoter à découvert 45 minutes en remuant.

Eplucher les concombres. Les couper en 2 dans le sens de la longueur. Enlever les graines. Les couper en dés.

Dans une cocotte, verser 1 verre d'eau, les concombres, la moitié des herbes et de l'ail hachés. Saler et poivrer. Couvrir. Cuire à feu doux 10 minutes.

Mettre dans une sauteuse l'huile, le reste du hachis d'herbes, le jus de citron et les champignons. Faire cuire à feu vif 10 minutes.

Disposer les légumes dans un plat de service. Parsemer de feuilles d'estragon.

Présenter la sauce tomate en saucière.

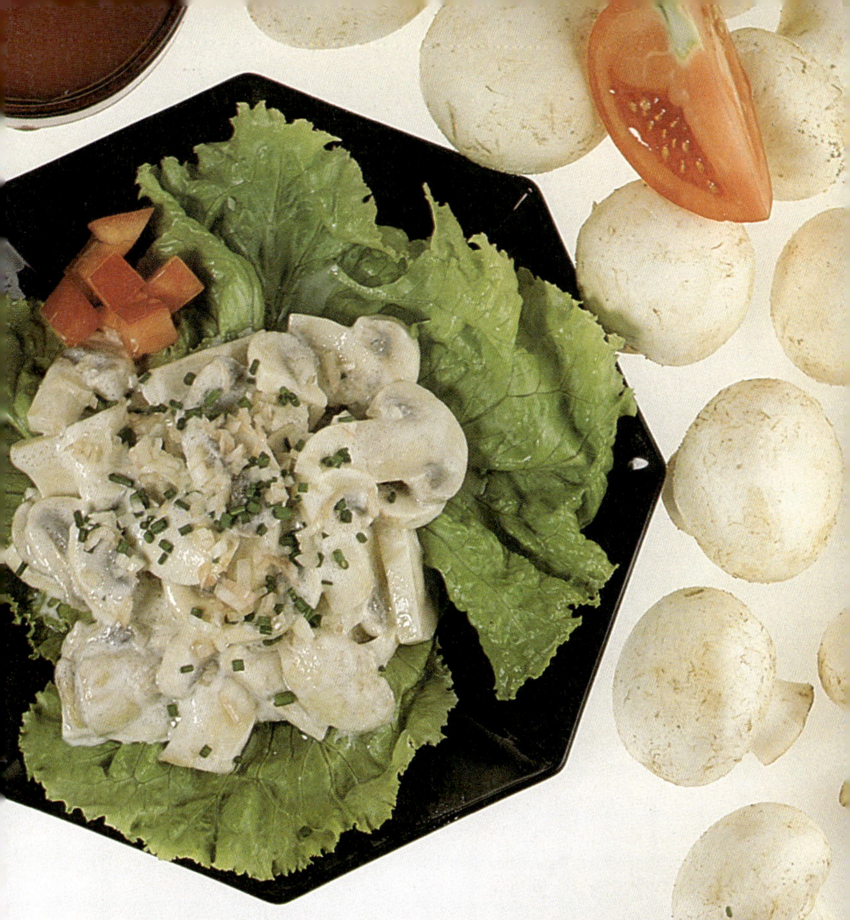

Champignons au fromage blanc

Prép. : 15 mn. Cuiss. : 3 mn.
4 pers. - 140 Kcal./pers.

500 g. de champignons de Paris / Le jus de 2 citrons / 100 g. de fromage blanc maigre / 50 g. d'échalote / 1 cuil. à soupe de ciboulette / 1 cuil. à soupe d'huile d'arachide / 1 cuil. à soupe d'huile de paraffine / Sel / Poivre / Feuilles de laitue pour servir.

Nettoyer les champignons. Les couper en tranches d'1/2 cm d'épaisseur environ. Les blanchir 3 minutes à l'eau bouillante salée et citronnée. Les égoutter et les sécher.

Dans un bol, mélanger le fromage blanc, l'échalote hachée, la ciboulette hachée et les huiles. Saler et poivrer. Ajouter délicatement les champignons.

Servir sur les feuilles de laitue dans un plat de service.

Légumes nouveaux à la sauce piquante

Prép. : 30 mn.
4 pers. - 240 Kcal./pers.

1 botte de radis roses / 250 g. de carottes nouvelles / 250 g. de céleri en branche / 1 poivron rouge / 150 g. de céleri-rave / Le jus d'1 citron / 500 g. de chou-fleur / 1 laitue.
Pour la sauce :
250 g. de fromage blanc maigre / 50 g. d'échalote hachée / 2 cuil. à soupe de ciboulette, cerfeuil et persil hachés / Le jus d'1 citron / 1 cuil. à soupe d'huile d'olive / 2 cuil. à soupe d'huile de paraffine / Sel / Poivre / 1 piment frais haché fin (selon le goût).

Préparer les légumes. Laisser les radis entiers, ouverts en croix. Tailler en bâtonnets les carottes, le céleri et le poivron. Couper le céleri-rave en tranches fines puis celles-ci en allumettes. Les arroser de jus de citron. Séparer le chou-fleur en petits bouquets. Disposer les légumes sur un plat de service avec la laitue.

Mélanger les ingrédients de la sauce. Présenter en saucière.

Poivrons des marchés de Provence

Prép. : 45 mn. Cuiss. : 15 mn.
Repos : 1 h. - 4 pers. - 160 Kcal./pers.

1 kg. de poivrons de couleurs différentes si possible / 300 g. de tomates pelées et concassées / 1 gousse d'ail / 50 g. d'échalote / 1 citron / 2 cuil. à soupe de chapelure / 3 cuil. à soupe de persil et de ciboulette hachés / Quelques feuilles de basilic / Sel / Poivre / 10 olives vertes dénoyautées et coupées en morceaux.

Laver et essuyer les poivrons. Les placer sur la grille du four très chaud. Les faire noircir en les retournant. Laisser un peu refroidir. Enlever la peau et les graines. Les couper en lanières. Disposer dans un plat creux. Saler et poivrer.

Passer au mixer les tomates, l'ail, l'échalote, le jus de citron, le persil et la ciboulette. Saler et poivrer. Verser la préparation sur les poivrons. Saupoudrer de chapelure, d'olives et de feuilles de basilic.

Laisser reposer 1 heure au réfrigérateur.

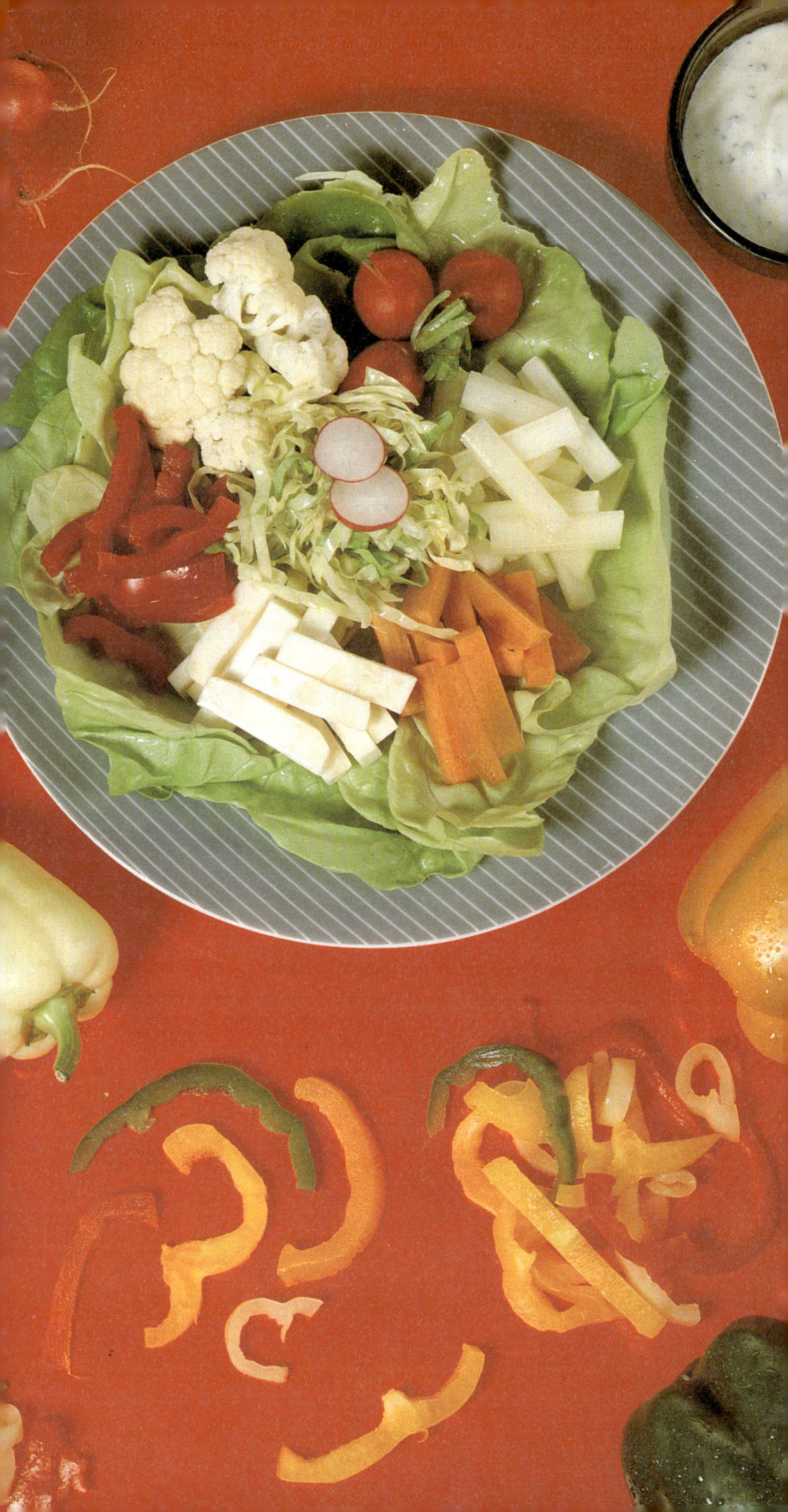

Salade aux épinards

Prép. : 20 mn.
4 pers. - 235 Kcal./pers.

300 g. de feuilles d'épinard bien tendres / 1 laitue / 1 yaourt nature / Le jus d'1 citron / 50 g. d'échalote hachée fin / 1 cuil. à soupe de cerfeuil / 2 cuil. à soupe d'huile d'arachide / 2 cuil. à soupe d'huile de paraffine / Sel / Poivre / 2 œufs durs.

Equeuter les épinards. Préparer les 2 salades. Egoutter. Couper les feuilles d'épinard en lanières très minces.
Mélanger le yaourt, le jus de citron, l'échalote, le cerfeuil et l'huile. Saler et poivrer. Ajouter les salades.
Au moment de servir, mélanger doucement. Parsemer de petits dés de blancs d'œufs.

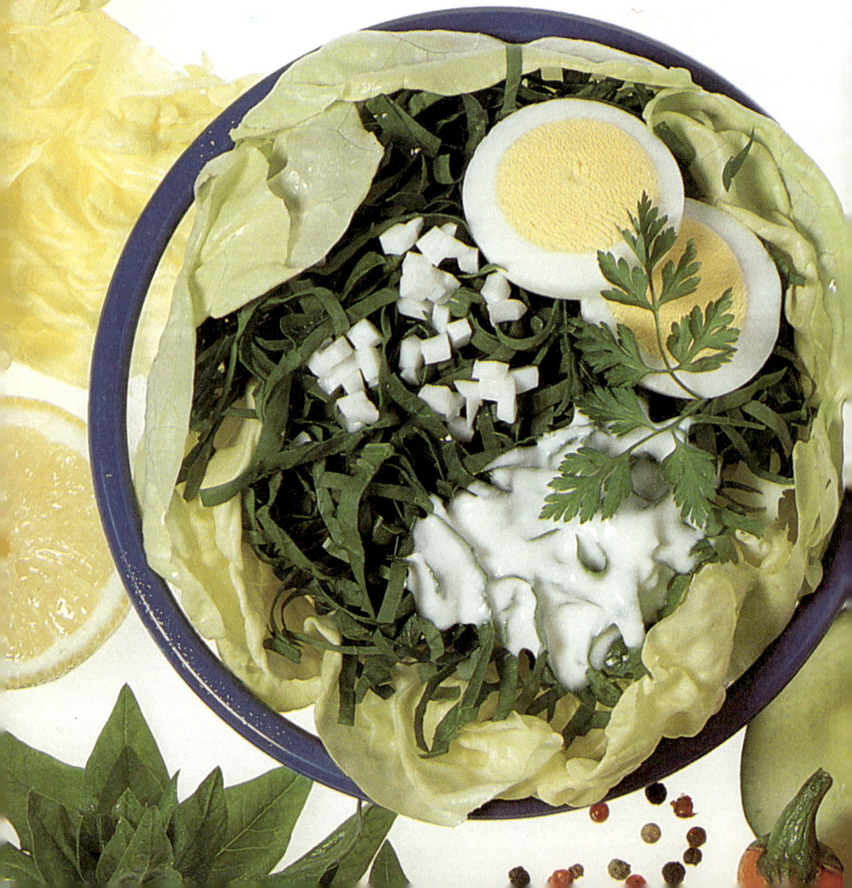

Salade nordique

Repos : 15 mn. Prép. : 20 mn. Cuiss. : 20 mn.
4 pers. - 218 Kcal./pers.

250 g. de concombre / Sel / Poivre / 300 g. de pommes de terre / 300 g. de filet de hareng / 100 g. de champignons de Paris émincés / Le jus d'1 citron / 3 cuil. à soupe de persil et ciboulette hachés (en conserver un peu pour servir) / 1 cuil. à soupe d'huile / 1 cuil. à soupe d'huile de paraffine / 1 cuil. à soupe de vinaigre / 1/2 piment frais coupé en morceaux (facultatif).

Peler le concombre et le couper en 2 dans le sens de la longueur. Enlever les graines. Le couper en dés. Le faire dégorger 15 minutes dans du sel. Laver, égoutter et sécher.

Cuire les pommes de terre à l'eau bouillante salée 20 minutes. Laisser refroidir. Les éplucher et les couper en petits cubes.

Laver les filets de hareng à l'eau froide. Les sécher et les couper en lanières.

Dans un saladier, mettre le concombre, les pommes de terre, les filets de hareng et les champignons citronnés. Battre ensemble les herbes, l'huile, le vinaigre, du sel et du poivre. Verser sur la préparation. Mélanger doucement. Servir frais parsemé de fines herbes.

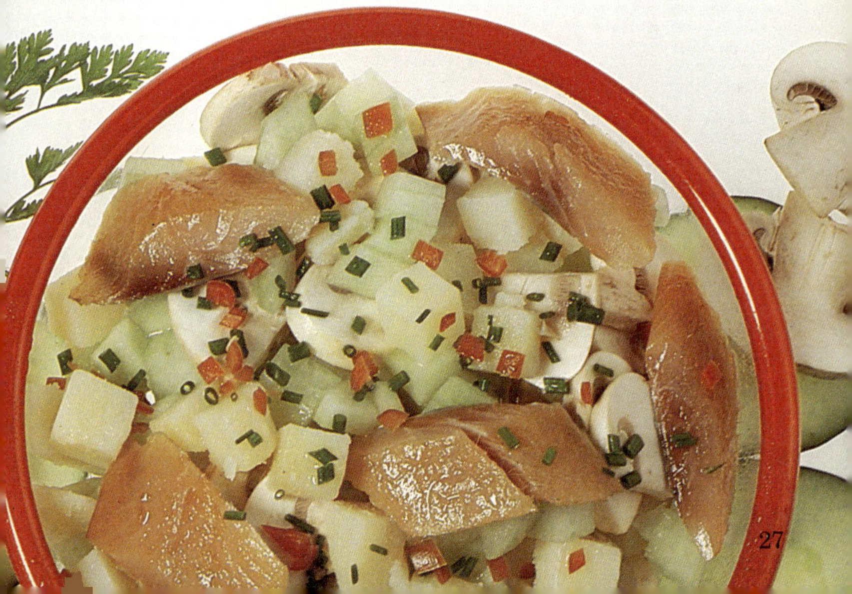

Gratin d'œuf au yaourt

Prép. : 40 mn. Cuiss. : 55 mn.
4 pers. - 495 Kcal./pers.

100 g. d'oignon pelé / 1 poivron rouge / 1 poivron vert / Sel / Poivre / 300 g. de champignons de Paris émincés / 6 œufs / 3 cuil. à soupe d'huile / 1 kg. de petites tomates romaines / 3 cuil. à soupe de persil, cerfeuil et estragon / 1 gousse d'ail écrasée / 1 yaourt nature maigre / 40 g. de gruyère râpé.

Couper l'oignon et les poivrons en tranches. Détacher les anneaux. Enlever les graines et les peaux blanches des poivrons. Blanchir séparément à l'eau bouillante salée 10 minutes. Egoutter.

Monder les tomates. Les couper en 2.

Cuire 4 œufs 10 minutes. Les écaler et les couper en 2.

Dans une poêle, faire dorer les champignons à l'huile, à feu vif, pendant 5 minutes. Les saupoudrer de la moitié du hachis d'ail et de fines herbes. Saler et poivrer.

Dans un bol, mélanger le yaourt, le hachis d'herbes et les œufs restants. Saler et poivrer légèrement.

Dans un plat à gratin huilé, disposer harmonieusement les champignons, l'oignon, les poivrons et les tomates. Poser au dessus les œufs durs. Arroser de la sauce au yaourt. Saupoudrer de gruyère râpé. Cuire au four, th. 5, 30 minutes.

Servir chaud dans le plat de cuisson.

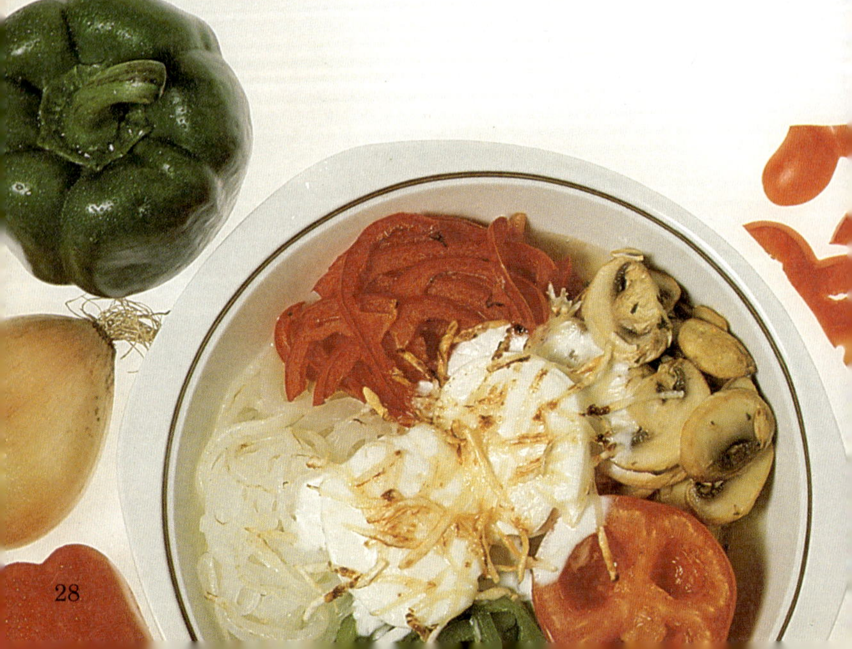

Oeufs à l'espagnole

Prép. : 30 mn. Cuiss. : 20 mn.
4 pers. - 460 Kcal./pers.

150 g. d'oignon / 1 poivron rouge / Sel / Poivre / Paprika / 1 kg. de petits pois fins en boîte / 2 gousses d'ail écrasées / 2 cuil. de persil et de basilic hachés / 4 œufs / 1 dl. de crème allégée liquide.

Couper l'oignon et le poivron en rondelles. Séparer les anneaux. Enlever les parties blanches et les graines du poivron. Cuire à l'eau bouillante salée 15 minutes. Egoutter.

Dans un plat huilé allant au four, disposer les petits pois égouttés. Mouiller de 2 cuillerées à soupe de jus. Ajouter l'oignon, le poivron, le hachis d'ail et de fines herbes. Saler et poivrer. Mélanger délicatement. Chauffer doucement 20 minutes.

Avec le dos d'une grande cuillère, creuser 4 nids sur les légumes. Casser un œuf dans chaque cavité. Saler. Garder au chaud.

Juste avant de servir, mettre le plat au four préchauffé, th. 6, le temps de faire coaguler les blancs d'œufs. Arroser les œufs de crème fraîche tiédie.

Saupoudrer de paprika. Servir aussitôt.

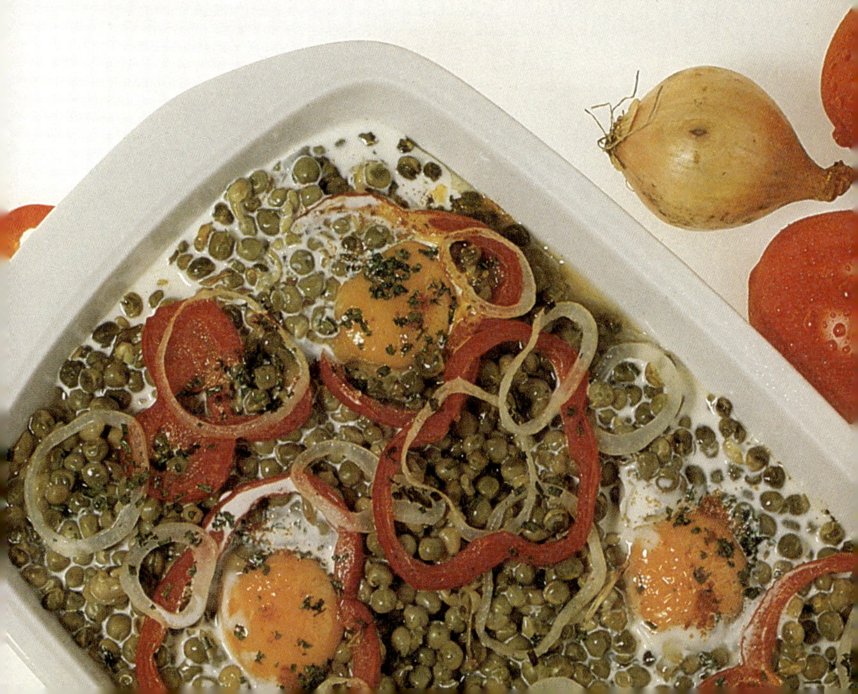

Oeufs à la crème d'aubergines

Prép. : 45 mn. Cuiss. : 1 h.
Repos : 30 mn. - 4 pers. - 270 Kcal./pers.

4 œufs / 500 g. d'aubergines / Sel / Poivre / 1 gousse d'ail / 1/2 verre de cerfeuil, basilic et persil / 1 citron / 1 cuil. à soupe de paprika doux / 50 g. de gruyère râpé.

Peler les aubergines. Les couper en 2 dans le sens de la longueur. Les saupoudrer de sel. Les faire dégorger 30 minutes. Les rincer et les essuyer.

Reconstituer les aubergines. Les envelopper dans une papillote de papier d'aluminium. Cuire au four, th. 6, 45 minutes.

Mixer les aubergines et l'ail. Ajouter les herbes, le jus de citron et le paprika. Saler et poivrer.

Dans un plat huilé allant au four, casser les œufs. Les placer au four, th. 6, le temps de coaguler les blancs. Retirer le plat. Etaler la préparation autour des jaunes.

Saupoudrer de gruyère râpé. Faire gratiner au four 10 minutes.

Servir aussitôt.

Omelette aux fleurs de courgettes

Prép. : 15 mn. Cuiss. : 25 mn.
4 pers. - 415 Kcal./pers.

3 tomates pelées et concassées (150 g.) / 50 g. d'échalote émincée / 1 gousse d'ail écrasée / 1 cuil. à soupe de persil, de basilic et de thym effeuillé / Sel / Poivre / 8 œufs / 1 poignée de fleurs de courgettes / 1 cuil. à soupe d'huile.

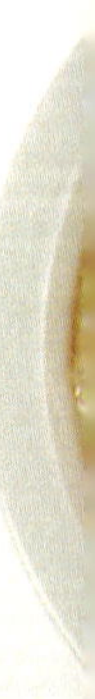

Dans une casserole, mettre 2 cuillerées à soupe d'eau, les tomates, l'échalote, l'ail et les herbes. Saler et poivrer. Cuire doucement 15 minutes en remuant.

Battre les œufs. Ajouter les fleurs de courgettes. En conserver quelques-unes pour décorer. Saler et poivrer. Verser dans une poêle anti-adhésive légèrement huilée. Cuire l'omelette.

La disposer sur un plat de service chaud accompagnée de la sauce aux tomates.

Servir chaud parsemé de fleurs de courgettes.

Oeufs cocotte aux légumes

Prép. : 10 mn. Cuiss. : 10 mn.
4 pers. - 260 Kcal./pers.

100 g. de fromage blanc maigre / Le même volume de purée de carotte / Sel / Poivre / Noix de muscade / 20 g. de beurre / 4 œufs / 40 g. de gruyère râpé.

Dans un bol, mélanger le fromage blanc battu et la purée de carotte. Saler et poivrer. Mettre 1 pincée de noix de muscade.

Beurrer 4 ramequins individuels. Verser 3 cuillerées à soupe de la préparation. Y casser un œuf. Ajouter un peu de purée. Saupoudrer de gruyère râpé. Placer dans un plat contenant de l'eau. Cuire au bain-marie au four, th. 7, 10 minutes.

Servir chaud.

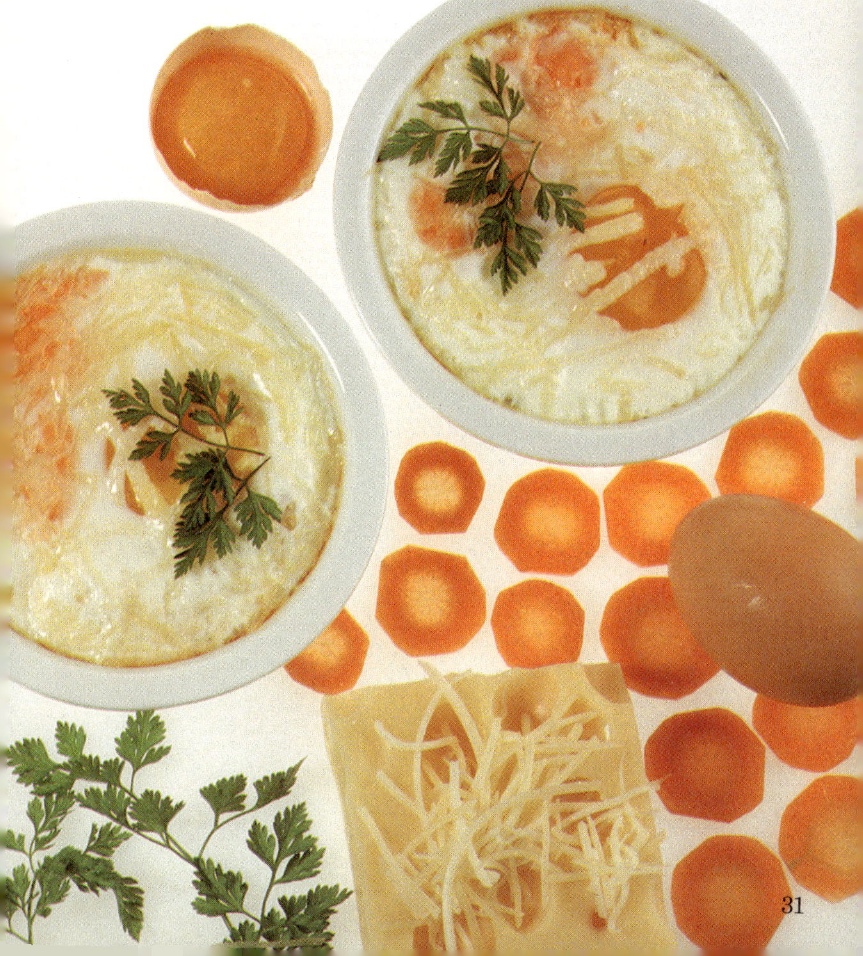

Brochet aux noix

Prép. : 35 mn. Cuiss. : 1 h. 05 mn.
4 pers. - 480 Kcal./pers.

30 g. de raisins de Corinthe / 50 g. d'oignon pelé / 1 poivron jaune / 1 brochet d'1 kg. vidé et écaillé / Sel / Poivre / 1 citron / 30 g. de beurre / 1 dl. de vin blanc sec / 80 g. de cerneaux de noix hachés (en conserver pour le décor) / 2 yaourts maigres.

Faire gonfler les raisins dans de l'eau tiède. Couper l'oignon et le poivron en tranches. Enlever les graines du poivron. Cuire à l'eau bouillante salée 20 minutes. Egoutter. Garder au chaud.

Saler et poivrer le poisson. Le déposer sur un plat à gratin.

Fouetter le jus de citron, le beurre fondu et le vin. Verser le tout sur le poisson. Cuire au four, th. 6, 35 minutes, en arrosant souvent.

Dans un bol, mélanger les noix, les yaourts et les raisins égouttés. Verser sur le poisson. Continuer la cuisson 10 minutes.

Servir le brochet aux noix accompagné des légumes.

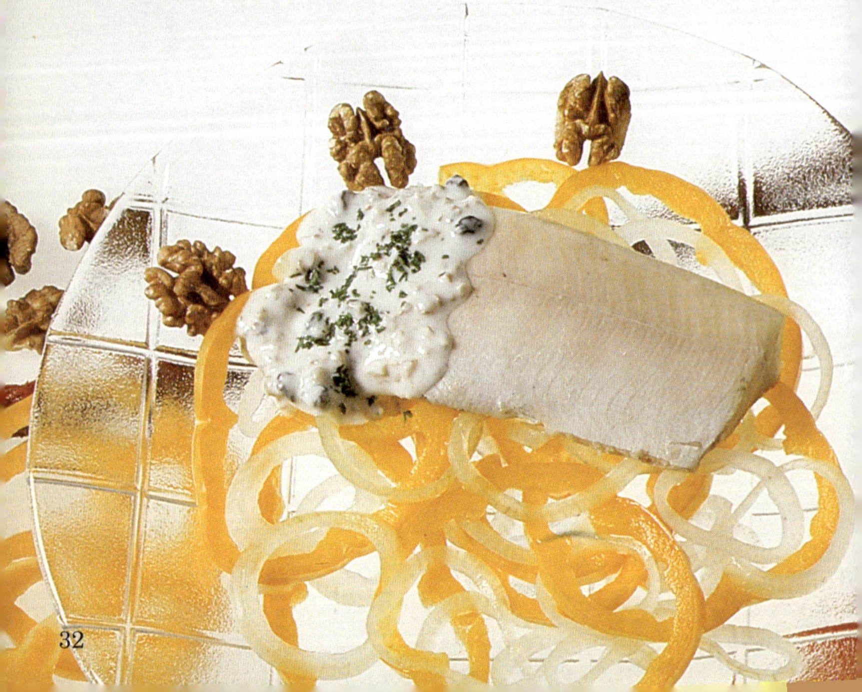

Cabillaud aux légumes

Prép. : 45 mn. Cuiss. : 1 h. 10 mn.
4 pers. - 355 Kcal./pers.

1 kg. de cabillaud / 200 g. de carottes coupées en rondelles / 200 g. d'oignons émincés / 100 g. de céleri en branche coupé / 200 g. de courgettes coupées en dés / 1 gousse d'ail / Quelques branches de persil / Safran / Sel / Poivre / 1 brin de thym / 1 feuille de laurier / 500 g. de tomates romaines entières pelées et épépinées / 50 g. d'olives noires / 1 citron / 20 g. de beurre.

Mettre dans une casserole, avec 2 verres d'eau salée, les carottes, les oignons, le céleri, les courgettes, l'ail, le persil et 1 pincée de safran. Saler et poivrer. Cuire doucement 30 minutes.

Frotter le morceau de cabillaud de thym. Le saler et le poivrer.

Dans un plat à gratin, verser la moitié des légumes cuits. Poser le thym, le laurier et le poisson au-dessus. Disposer tout autour le reste des légumes, les tomates et les olives. Arroser d'un verre d'eau et du jus de citron. Ajouter quelques noisettes de beurre. Cuire au four, th. 6, 40 minutes.

Disposer le poisson sur un plat de service chaud. Enlever le bouquet garni. Mixer le jus de cuisson et quelques légumes.

Servir nappé de sauce et parsemé de persil haché.

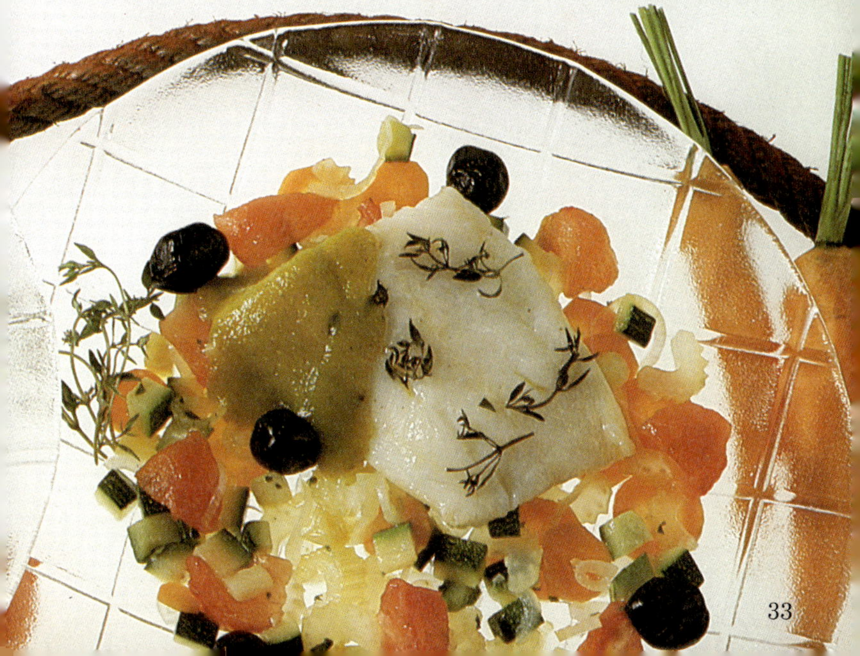

Colin aux herbes

Prép. : 15 mn. Cuiss. : 25 mn.
4 pers. - 270 Kcal./pers.

100 g. d'oignon / 50 g. d'échalote / 1 poignée d'herbes hachées (persil, estragon, cerfeuil, un peu de basilic) / 4 tranches de colin (600 g.) / 1 kg. de petites tomates romaines pelées, épépinées et pressées / 1 dl. de vin blanc / Sel / Poivre / 1 citron.
Accompagnement : *pains de céleri-rave (p. 70).*

Dans une cocotte, mettre un demi-verre d'eau, l'oignon et l'échalote hachés. Cuire 5 minutes à feu doux, jusqu'à évaporation du liquide.

Verser dans un plat allant au four. Saupoudrer du hachis d'herbes. Disposer les tranches de poisson et de tomate au-dessus. Arroser de vin blanc. Saler et poivrer. Cuire au four, th. 6, 20 minutes.

Servir arrosé de jus de citron et accompagné de pains de céleri-rave (170 Kcal. supplémentaires par personne).

Daurade aux anchois

Prép. : 30 mn. Cuiss. : 1 h. 10 mn.
4 pers. - 250 Kcal./pers.

1 daurade d'1 kg. vidée et écaillée / 1 oignon haché / 150 g. d'oignons coupé en fines rondelles / 100 g. de pain rassis / 1 dl. de lait écrémé / 4 filets d'anchois lavés et hachés (100 g.) / Le zeste d'un demi-citron / 2 cuil. à soupe de persil haché / 1 cuil. à café de sauge hachée / 1 œuf / Sel / Poivre / 1 gousse d'ail / 1 dl. de vin blanc / 2 dl. d'eau.

Cuire 10 minutes l'oignon haché dans une casserole avec un verre d'eau.

Faire une farce avec le pain trempé dans le lait et essoré, l'oignon cuit, les filets d'anchois, le zeste de citron, le persil, la sauge et l'œuf. Saler et poivrer.

Emplir le poisson de la préparation. Coudre l'ouverture.

Huiler un plat à gratin. Le frotter d'ail. Etaler les rondelles d'oignon et déposer le poisson. Saler, poivrer. Mouiller du mélange eau et vin. Cuire au four, th. 5, 1 heure en arrosant souvent.

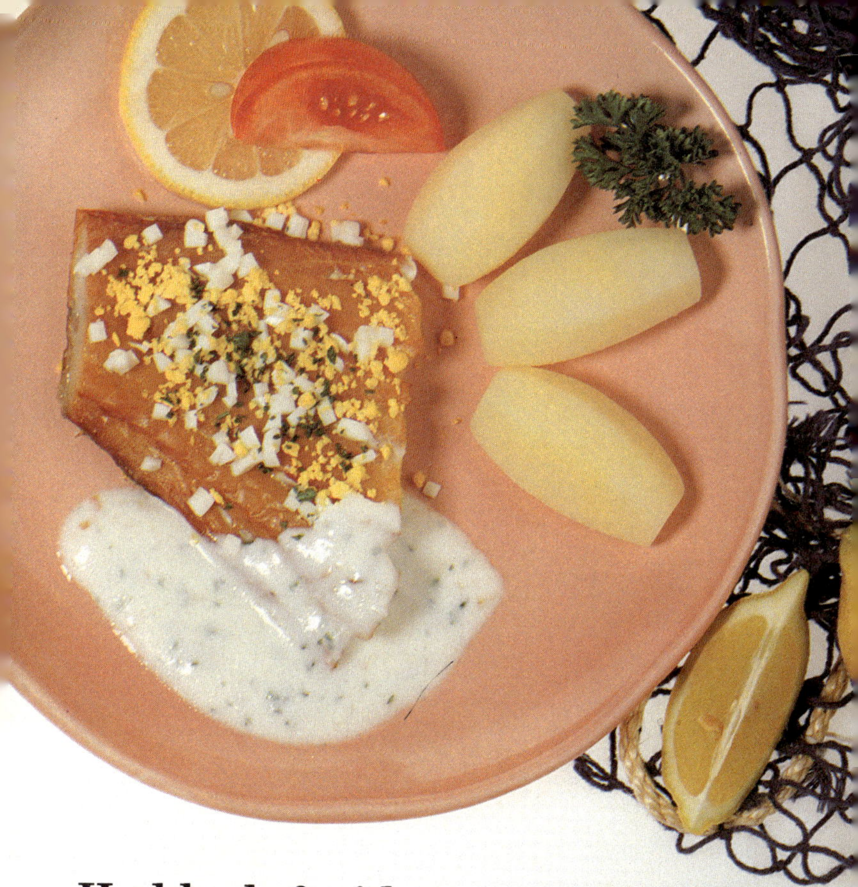

Haddock froid sauce au yaourt

Prép. : 20 mn. Cuiss. : 15 mn.
4 pers. - 345 Kcal./pers.

800 g. de haddock / 3/4 l. de lait écrémé / 2 œufs durs et écalés / 2 yaourts nature maigres / 1 cuil. à soupe d'huile de paraffine parfumée à l'estragon / Le jus d'1/2 citron / 50 g. d'échalote hachée / 1 cuil. à soupe de persil, cerfeuil et estragon / Sel / Poivre.

Enlever les grosses arêtes du morceau de haddock. Le mettre dans une casserole. Couvrir de lait et porter à ébullition. Maintenir 3 minutes. Egoutter. Disposer sur un plat de service. Couvrir d'un linge humide. Laisser refroidir.

Passer les jaunes d'œufs à la moulinette. Couper les blancs en cubes. Dans un bol, mélanger les yaourts, l'huile, le jus de citron, l'échalote et les herbes. Saler et poivrer.

Servir le haddock parsemé d'œufs et accompagné de sauce au yaourt.

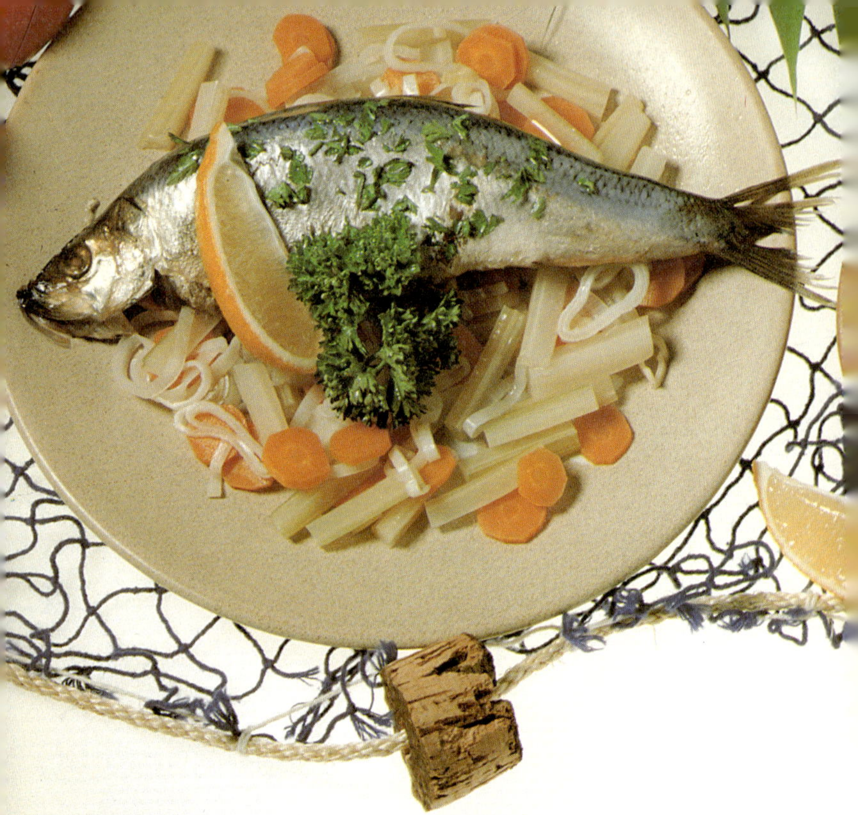

Harengs à la pimprenelle ✕✕○

Prép. : 25 mn. Cuiss. : 30 mn.
4 pers. - 370 Kcal./pers.

4 harengs frais (800 g.) / 300 g. de carottes / 300 g. de blanc de poireau / 300 g. de céleri / 100 g. d'oignon émincé / 1 dl. de cidre / 3 cuil. à soupe de pimprenelle et de persil hachés / 4 petits brins de thym / 4 cuil. à soupe de fromage blanc maigre / 1 citron / Sel / Poivre.

Blanchir 20 minutes à l'eau bouillante salée et poivrée les carottes coupées en rondelles, le poireau en tranches, le céleri en bâtonnets et l'oignon. Egoutter. Garder au chaud.

Répartir les poissons sur 4 feuilles de papier aluminium. Mouiller avec le cidre. Saler et poivrer. Saupoudrer de 2 cuillerées à soupe d'herbes. Poser un brin de thym et une cuillerée à soupe de fromage blanc.

Fermer les papillotes et les cuire au four, th. 6, 10 minutes. Ouvrir les papillotes sur le lit de légumes. Eliminer le thym.

Servir accompagné de quartiers de citron et saupoudré du reste de pimprenelle et de persil.

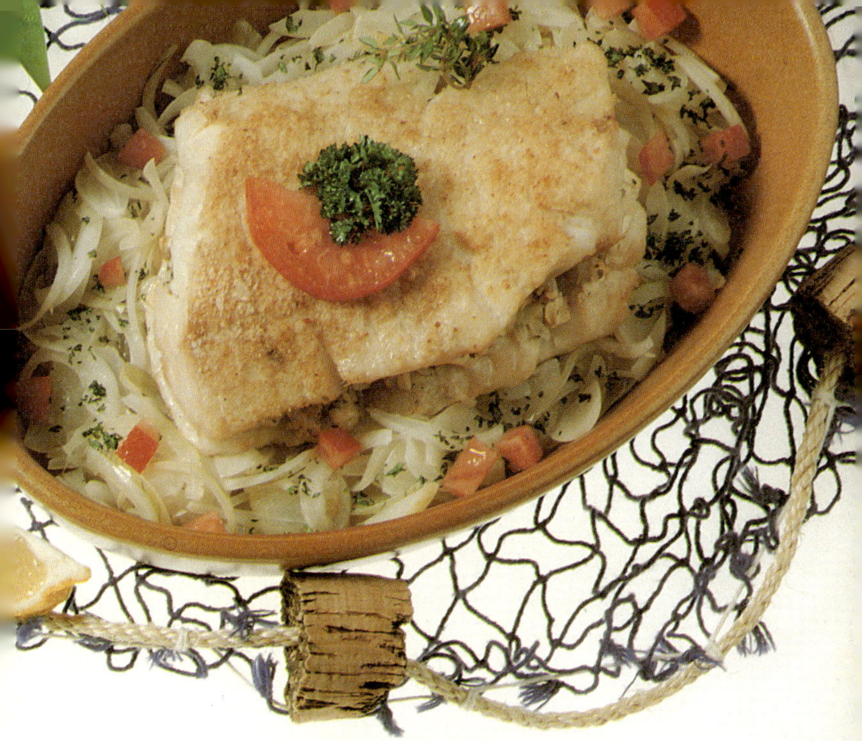

Lieu farci aux champignons

Prép. : 45 mn. Cuiss. : 55 mn.
4 pers. - 440 Kcal./pers.

1,2 kg. de lieu en 1 morceau / 50 g. d'échalote / 150 g. de champignons de Paris / 3 cuil. à soupe de persil / 60 g. de pain rassis / 1/2 verre de lait écrémé / 1 œuf / 1/2 cuil. à café de thym effeuillé / 100 g. d'oignon / 1 dl. de vin blanc sec / 25 g. de chapelure / 30 g. de beurre / 1 citron / Sel / Poivre.

Emincer l'échalote et les champignons, hacher le persil et l'oignon. Laver le poisson. Le couper dans la longueur. Enlever les arêtes.

Dans une casserole, avec un verre d'eau, cuire l'échalote et les champignons jusqu'à évaporation du liquide, soit 10 minutes environ. Ajouter le persil et le pain trempé dans le lait et pressé.

Hors du feu, ajouter l'œuf et le thym. Saler et poivrer.

Dans un plat huilé allant au four, étaler l'oignon. Poser une moitié du lieu et tartiner de la préparation. Reconstituer le poisson. Mouiller du vin blanc. Saler, poivrer. Saupoudrer de chapelure. Disposer des tranches de citron et parsemer de noisettes de beurre. Cuire au four, th. 6, 45 minutes.

Servir chaud directement dans le plat de cuisson.

Merlussade

Dessalage : 1 nuit Prép. : 25 mn. Cuiss. : 35 mn.
4 pers. - 765 Kcal./pers.

500 g. de filet de morue / 2 cuil. à soupe d'huile / 1 gousse d'ail écrasée / Persil / Noix de muscade / 30 g. de beurre / 40 g. de farine / 1 l. de lait écrémé / 4 œufs durs écalés / Sel / Poivre.

Faire tremper la morue dans de l'eau froide 1 nuit. Egoutter, essuyer et émietter.

La faire dorer pendant 10 minutes dans une grande poêle avec l'huile. Saupoudrer du hachis d'ail et de persil. Garder au chaud.

Faire fondre le beurre dans une casserole. Verser la farine. Remuer jusqu'à ce que le mélange devienne doré et crémeux. Verser le lait froid. Porter doucement à ébullition en remuant. Maintenir 5 minutes. Saler un peu, poivrer abondamment. Mettre une pointe de noix de muscade. Verser la préparation sur la morue. Laisser mijoter 10 minutes.

Au moment de servir, ajouter les œufs coupés en morceaux. Servir chaud parsemé de persil haché.

Plat de Noël ariégeois.

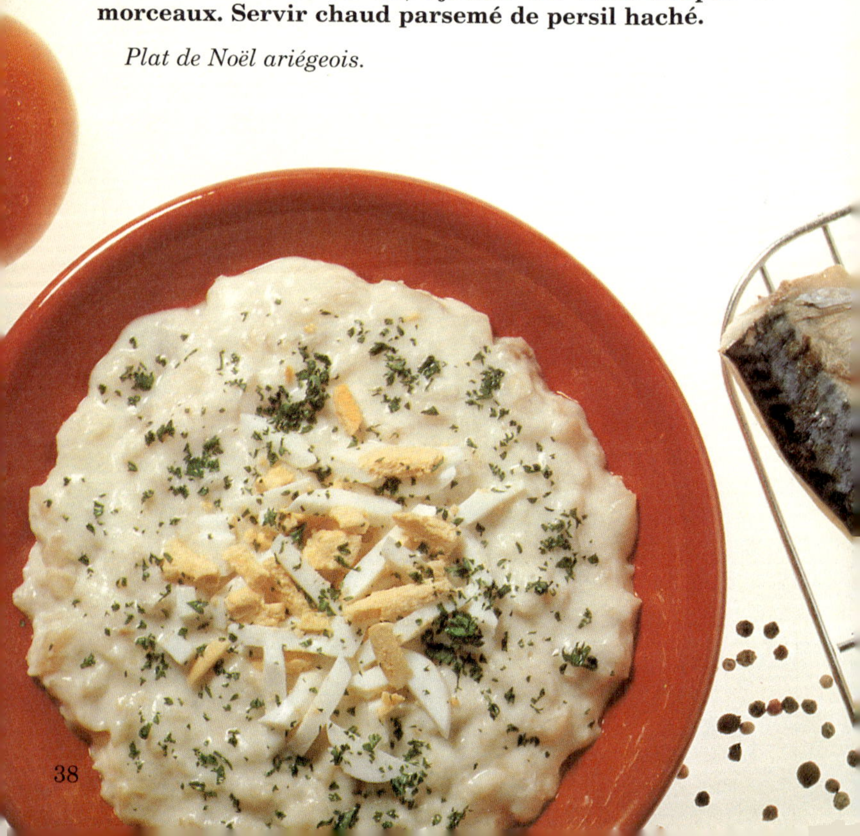

Maquereaux grillés

Macération : 30 mn. Prép. : 15 mn. Cuiss. : 12 mn.
4 pers. - 690 Kcal./pers.

4 gros maquereaux (1 kg.) / 50 g. d'échalote / 1 gousse d'ail / 1/2 verre d'huile / Le jus d'1 citron / 20 g. de beurre et 20 g. d'huile / Sel / Poivre.

Demander au poissonnier de fendre les maquereaux en deux sans les séparer et d'enlever l'arête. Les faire macérer à plat 15 minutes de chaque côté dans un grand plat contenant l'échalote émincée, l'ail écrasé, l'huile, le jus de citron, du sel et du poivre.

Huiler le gril chaud et placer les poissons côté peau en-dessous. Laisser griller 12 minutes en arrosant du mélange beurre et huile. Ne pas les retourner.

Vérifier la cuisson avec une fourchette. La chair doit se détacher facilement.

Servir très chaud.

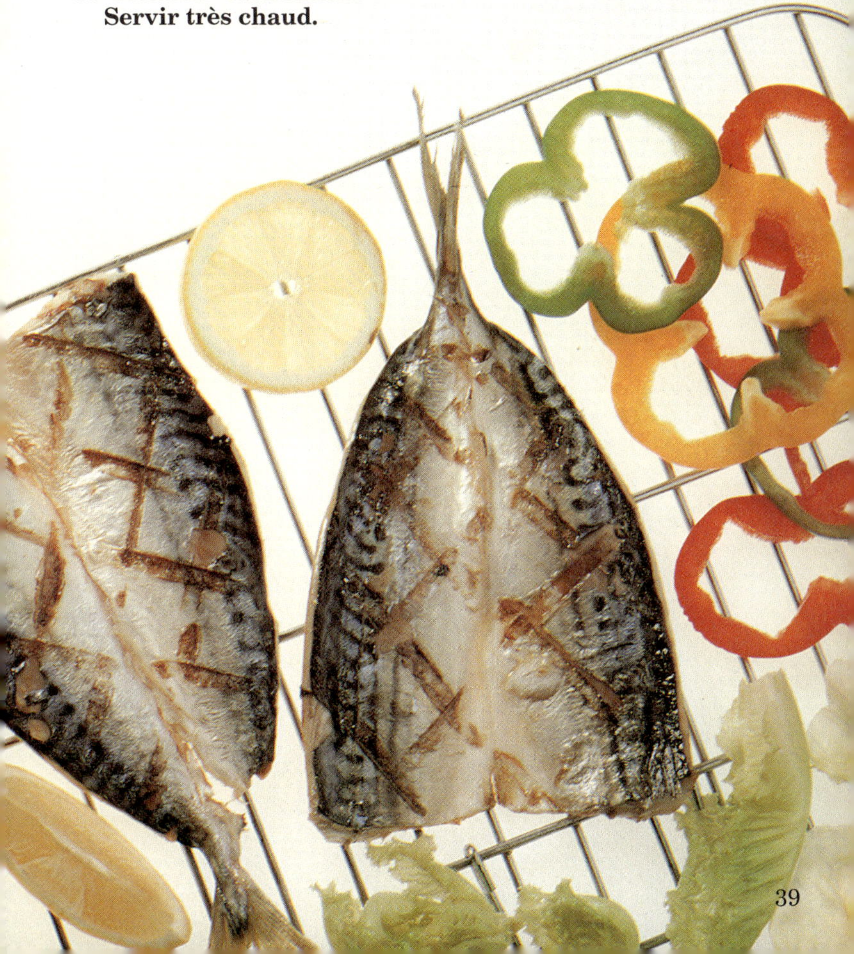

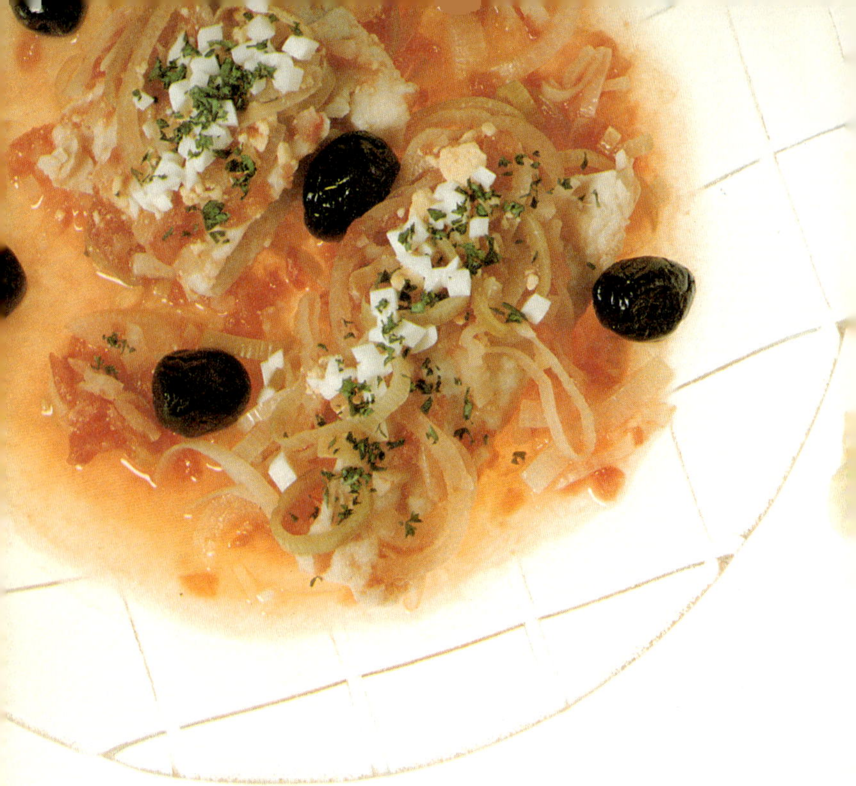

Morue à la sicilienne

Dessalage : 1 nuit Prép. : 30 mn. Cuiss. : 30 mn.
4 pers. - 750 Kcal./pers.

600 g. de filet de morue / 1 piment fort entier / 1 feuille de laurier / 1 citron / 2 cuil. à soupe d'huile d'olive / 50 g. d'oignon émincé / 200 g. de blanc de poireau / 100 g. de céleri en branche / 300 g. de tomates / 1 branche de persil et de romarin / 1 dl. de vin blanc sec / 2 œufs durs / 50 g. d'olives noires / Poivre / Persil pour servir.

La veille, faire tremper la morue dans de l'eau froide avec le piment, le laurier et le jus de citron.

Le lendemain, faire pocher la morue 8 minutes. Egoutter. Parer. Couper en quatre.

Faire blondir l'oignon avec l'huile. Ajouter le poireau coupé en rondelles, le céleri haché, les tomates, pelées et concassées, le persil et le romarin. Arroser de vin blanc. Poivrer. Laisser mijoter 20 minutes. Ajouter les jaunes d'œufs passés à la moulinette. Glisser les morceaux de morue dans la sauce. Cuire doucement 10 minutes. Eliminer le bouquet garni.

Servir parsemé de persil haché, d'olives et de cubes de blancs d'œuf.

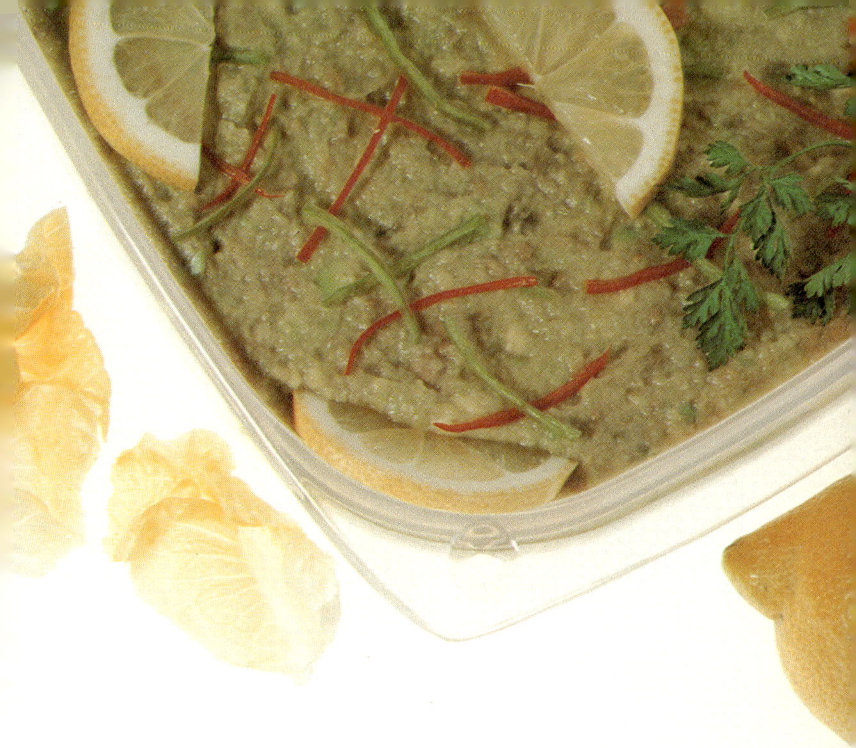

Pain de poisson à l'avocat

XXX ∞

Prép. : 35 mn. Cuiss. : 15 mn.
Repos : 1 h. - 4 pers. - 455 Kcal./pers.

600 g. de cabillaud ou autre poisson cuit au court-bouillon et émietté / 2 avocats de 150 g. / 2 citrons / Sel / Poivre / 3 cuil. à soupe de maïzena / 2 dl. d'eau / 1 cuil. à soupe de moutarde douce / 1 cuil. à soupe de vinaigre / 1 œuf dur écalé / 1 œuf cru / 3 cuil. à soupe de persil, de cerfeuil et d'estragon hachés / 1 petite boîte de piments doux (250 g.) / Quelques feuilles de laitue.

Eplucher les avocats. Ecraser la pulpe. Arroser avec le jus d'1 citron. Saler et poivrer.

Dans une casserole, verser la maïzena délayée dans un peu d'eau froide dans l'eau bouillante. Cuire 1 minute. Verser dans un bol. Laisser tiédir.

Ajouter la moutarde, le vinaigre, le jaune de l'œuf dur passé à la moulinette, le jaune cru et les herbes. Bien mélanger. Placer 1 heure au réfrigérateur.

Dans un plat de service, disposer par couches successives le poisson bien tassé, la sauce aux herbes et la préparation à l'avocat.

Servir frais décoré de lanières de piment, de tranches de citron et de feuilles de laitue.

Rougets aux fenouils

Prép. : 25 mn. Cuiss. : 35 mn.
4 pers. - 460 Kcal./pers.

1 kg. de rougets / 1 kg. de fenouils / 100 g. d'oignon / 50 g. d'échalote / 3 cuil. à soupe de persil haché / 500 g. de tomates / 1 citron.

Enlever les grosses feuilles du fenouil. Couper le bulbe en 2 puis en lanières. Blanchir à l'eau bouillante salée 15 minutes. Egoutter.

Dans une casserole avec un verre d'eau, faire cuire l'oignon émincé et l'échalote hachée jusqu'à évaporation complète du liquide.

Vider et laver les rougets. Les sécher.

Dans un plat à gratin huilé, répartir la moitié des légumes et le persil. Poser les poissons. Disposer autour le reste des légumes et les tomates pelées et épépinées. Recouvrir d'un papier aluminium. Cuire au four, th. 5, 20 minutes.

Servir chaud accompagné de tranches de citron.

Sardines farcies à l'aneth

Prép. : 30 mn. Cuiss. : 20 mn.
4 pers. - 520 Kcal./pers.

12 sardines fraîches (1 kg.) / 20 g. de raisins de Corinthe / 50 g. de mie de pain / 1/2 verre de lait écrémé / 30 g. d'amandes hachées / 1 blanc d'œuf / 1/4 de cuil. à café d'aneth émietté / Sel / Poivre / Piment de Cayenne (facultatif) / Laurier / 1 citron / 5 cl. d'eau / 3 cuil. à soupe de vinaigre de vin.

Faire gonfler les raisins dans de l'eau tiède. Egoutter.

Ecailler les sardines. Enlever par le dos l'arête centrale. Sortir les viscères. Laver et sécher.

Dans un bol, mélanger la mie de pain trempée dans le lait et pressée, les raisins, les amandes, le blanc d'œuf et l'aneth. Saler et poivrer. Pimenter.

Farcir les poissons de la préparation. Les disposer serrés dans un plat à gratin huilé avec les feuilles de laurier. Arroser de l'eau et du jus de citron. Couvrir d'un papier aluminium. Cuire au four, th. 6, 20 minutes.

Servir chaud.

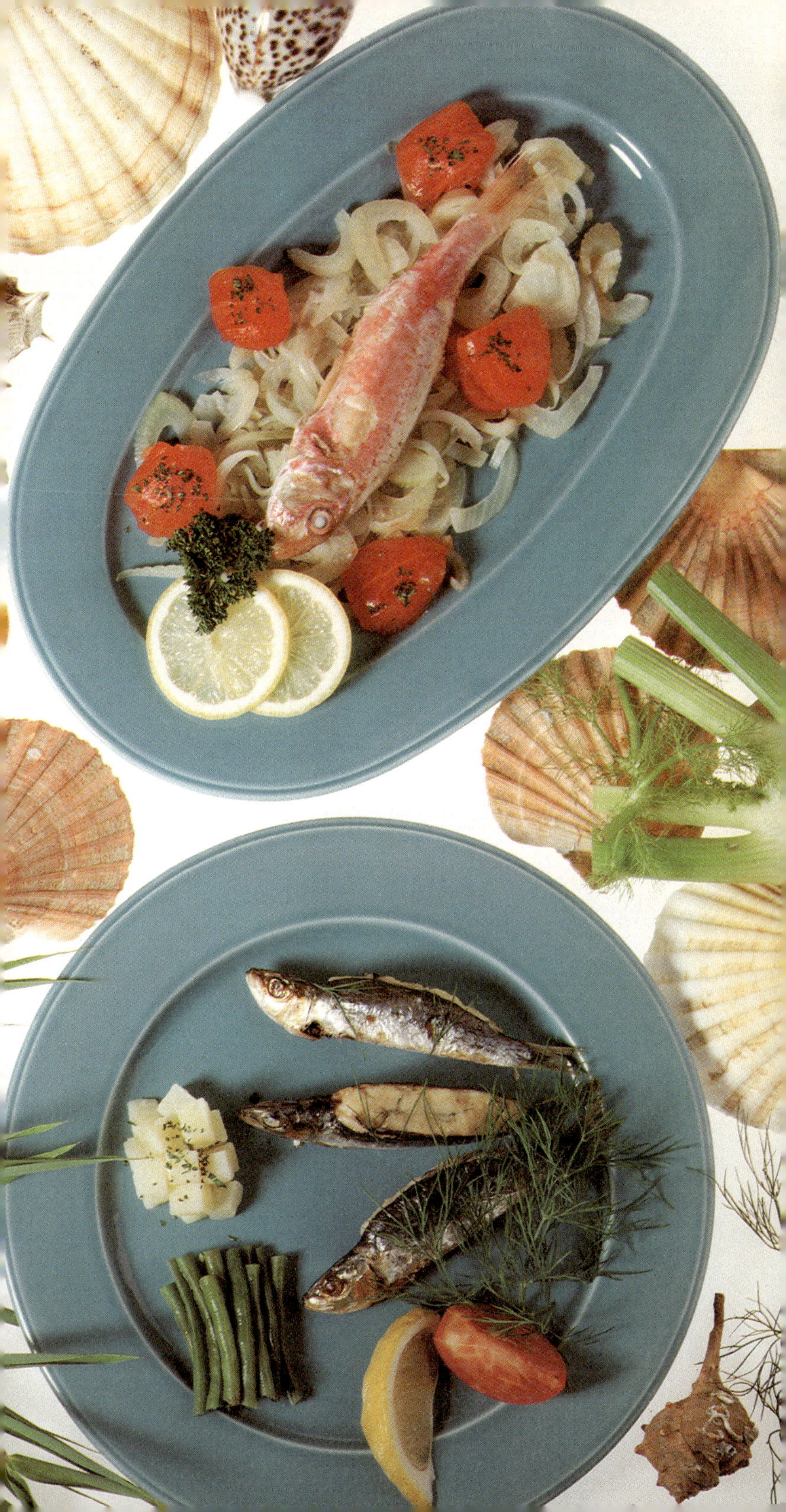

Soles à la vapeur

Prép. : 40 mn. Cuiss. : 35 mn.
4 pers. - 350 Kcal./pers.

4 soles (1 kg.) / 1 kg. de potiron doux / 800 g. de concombres / Sel / Poivre / 40 g. de beurre allégé / 1 cuil. à soupe de persil haché / 2 citrons.

Eplucher le potiron et les concombres. Enlever les graines. A l'aide d'une cuillère à pommes parisiennes, façonner de petites boules. Cuire séparément à l'eau bouillante salée 15 minutes le potiron et 10 minutes les concombres. Egoutter.

Réunir les 2 légumes dans une poêle avec le beurre et le persil. Cuire 2 minutes en remuant. Garder au chaud.

Préparer les soles. Les placer entre 2 assiettes plates. Saler, poivrer, arroser du jus de citron. Poser l'ensemble sur 4 casseroles d'eau bouillante. Cuire 15 minutes.

Servir les soles à la vapeur accompagnées des légumes et de tranches de citron.

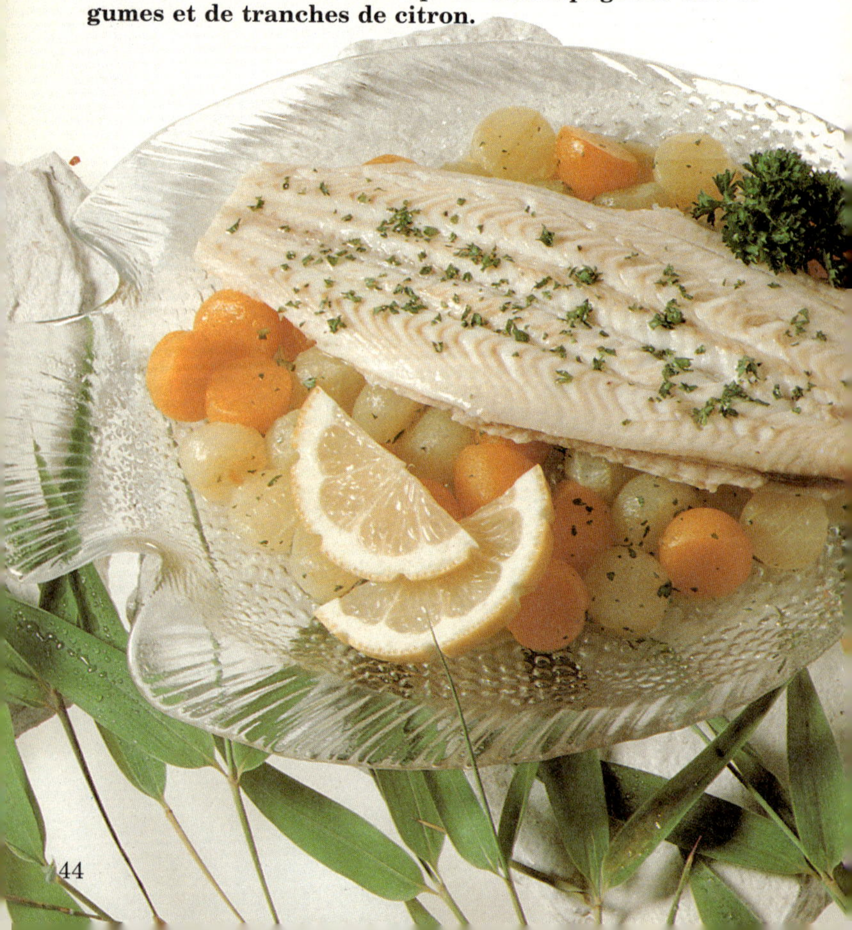

Paupiettes de soles en papillotes

Prép. : 1 h. 15 mn. Cuiss. : 20 mn.
4 pers. - 250 Kcal./pers.

50 g. de champignons de Paris / 50 g. d'échalote / 5 filets de sole de 200 g. environ / 80 g. de fromage blanc maigre / 1 œuf / 1 cuil. à soupe de persil / Sel / Poivre / 20 g. de beurre allégé / 4 petits bouquets garnis / 1/2 dl. de vin blanc sec / 1 citron.

Cuire doucement pendant 10 minutes dans une casserole avec un verre d'eau les champignons émincés et l'échalote hachée. Laisser tiédir.

Ajouter un filet de sole haché, le fromage blanc, l'œuf et le persil haché. Saler et poivrer. Mixer.

Aplatir les filets de poisson. Etaler un peu de farce. Rouler les paupiettes. Les ficeler. Les disposer sur des rectangles de papier aluminium beurrés. Ajouter les bouquets garnis. Mouiller du vin blanc et du jus de citron. Faire des papillotes. Cuire au four, th. 6, 10 minutes. Eliminer le bouquet garni.

Servir chaud directement dans la papillote.

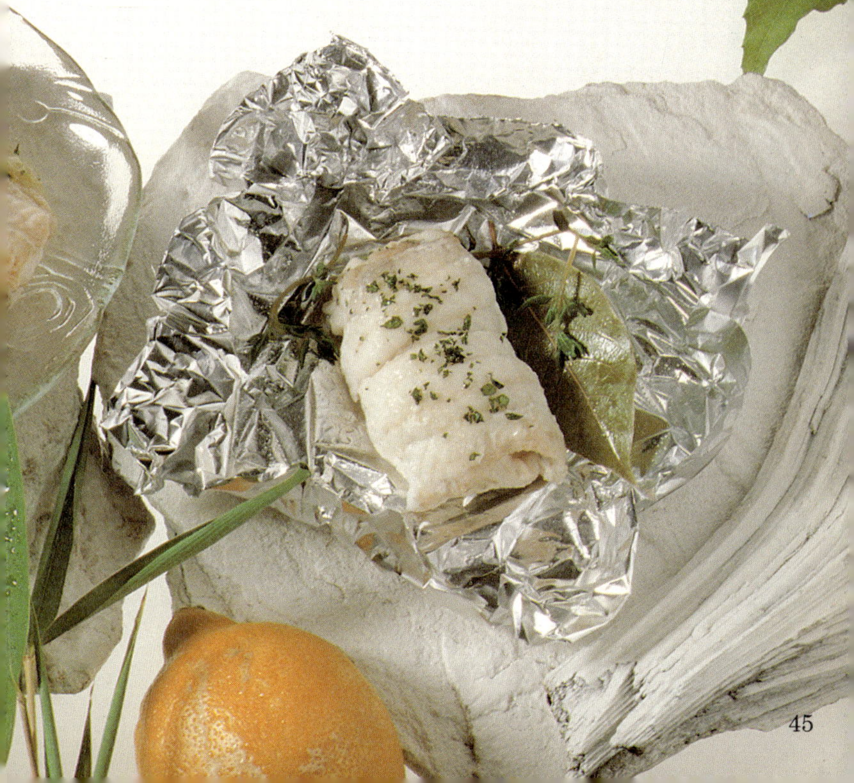

Truites à l'armagnac

Prép. : 30 mn. Cuiss. : 30 mn.
4 pers. - 300 Kcal./pers.

4 truites de 150 g. chacune environ / 70 g. de beurre allégé / 50 g. d'échalote émincée / 2 gousses d'ail écrasées / 2 cuil. à soupe de persil, de cerfeuil et d'estragon hachés / Sel / Poivre / 1 verre à liqueur d'armagnac.

Vider les truites. Les laver et les essuyer.

Mélanger le beurre, l'échalote, l'ail, le persil, l'estragon et le cerfeuil. Farcir les poissons de la préparation. Saler et poivrer.

Les disposer bien serrés dans un plat à gratin huilé. Recouvrir d'un papier aluminium huilé à l'intérieur. Cuire au four, th. 5, 30 minutes.

Sortir du four. Découvrir le plat. Arroser de l'armagnac tiédi. Flamber et servir.

Truites gratinées au fromage

Macération : 30 mn.
Prép. : 45 mn. Cuiss. : 30 mn.
4 pers. - 310 Kcal./pers.

4 truites de 160 g. chacune environ / Sel / Poivre / 2 citrons / 50 g. d'oignon émincé / 50 g. d'échalote hachée / 100 g. de céleri en branche coupé en bâtonnets / 100 g. de blanc de poireau coupé en tranches / 50 g. de carottes coupées en lamelles fines / 1 dl. de vin blanc sec / 1 boîte de 250 g. de champignons de Paris égouttés / 200 g. de fromage blanc maigre / 40 g. de gruyère râpé.

Préparer les truites. Les frotter de sel et de poivre. Les arroser du jus d'1 citron. Laisser macérer 30 minutes.

Préparer les légumes. Les disposer dans un plat à gratin huilé. Saler et poivrer. Mouiller de la moitié du vin. Couvrir d'un papier aluminium. Cuire au four, th. 6, 10 minutes.

Découvrir le plat. Ajouter les champignons. Poser les truites. Mouiller du reste du vin et du jus de l'autre citron. Continuer la cuisson 10 minutes.

Dans un bol, mélanger le fromage blanc et le gruyère râpé. Saler et poivrer. Verser sur les truites. Faire gratiner 10 minutes. Servir chaud dans le plat de cuisson.

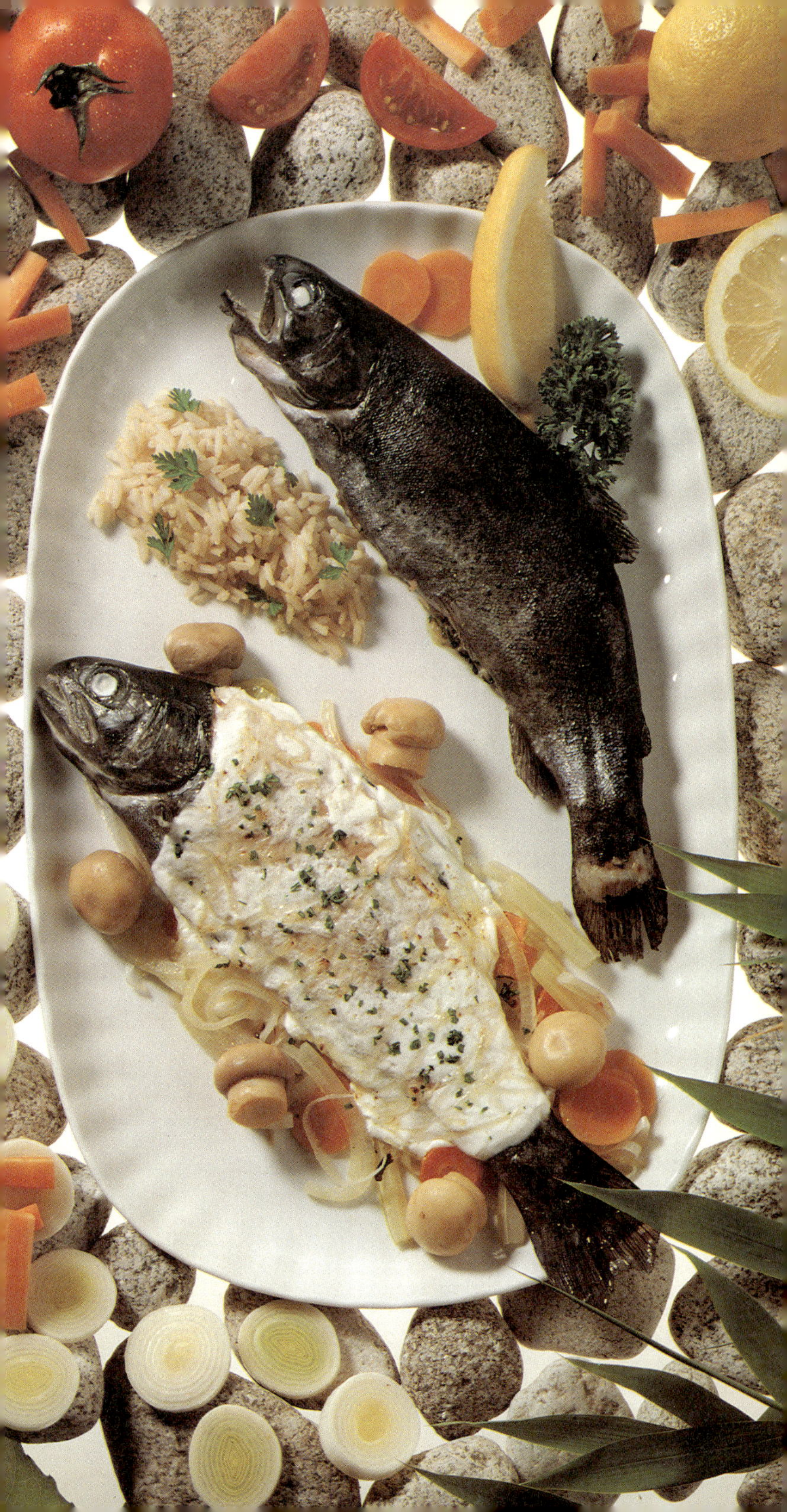

Poulet au pamplemousse

Prép. : 20 mn. Cuiss. : 1 h. 15 mn.
4 pers. - 500 Kcal./pers.

1 poulet d'1 kg. en morceaux / 2 cuil. à soupe d'huile / 100 g. de carottes coupées en rondelles / 100 g. de céleri en branche haché / Le zeste et le jus d'1 pamplemousse et la moitié d'1 autre / Sel / Poivre / 1 branche de thym / 1 feuille de laurier / 1 petit bouquet de persil / 50 g. de ciboulette hachée.

Dans une cocotte, faire dorer à l'huile les morceaux de poulet avec les carottes et le céleri. Quand la viande est dorée, verser le jus d'1 pamplemousse et un peu du zeste. Saler, poivrer. Ajouter le thym, le laurier et le persil. Couvrir. Cuire à feu moyen 1 heure en retournant de temps en temps.

Disposer le poulet dans un plat de service chaud. Enlever le bouquet garni.

Servir décoré de tranches de pamplemousse pelées à vif.

Poulet aux poivrons

Prép. : 25 mn. Cuiss. : 1 h. 10 mn.
4 pers. - 540 Kcal./pers.

1 poulet d'1 kg. coupé en morceaux / 2 gousses d'ail / Thym frais / 1 dl. de vin blanc /Sel / Poivre / 500 g. de tomates pelées et concassées / 2 poivrons rouges et 2 poivrons verts coupés en lanières (800 g.) / 100 g. d'oignon émincé / 1 bouquet garni / 100 g. de lard maigre haché / Persil.

Frotter d'ail et de thym les morceaux de poulet. Les disposer sur la grille du four légèrement huilée. Les faire dorer sous le gril 10 minutes de chaque côté. Saler et poivrer.

Dans une cocotte, mettre les tomates, les poivrons, l'oignon, le bouquet garni et le lard. Couvrir. Cuire doucement 25 minutes.

Mouiller avec le vin blanc. Ajouter les morceaux de poulet dans la sauce. Continuer la cuisson 35 minutes.

Disposer la viande sur un plat de service. Eliminer le bouquet garni. Réduire la sauce si nécessaire.

Servir le poulet nappé de sauce et parsemé de persil haché.

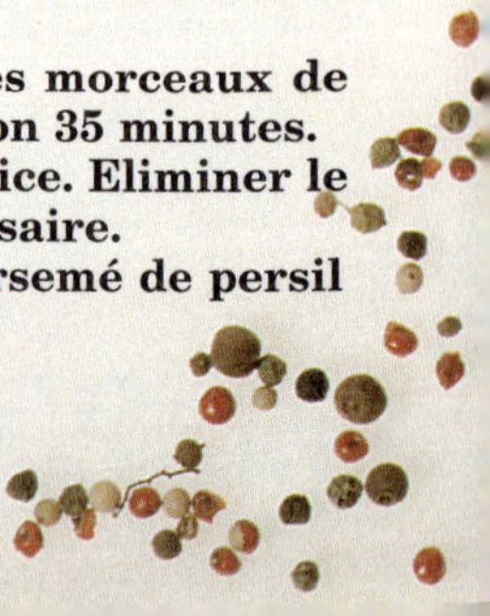

Poulet au safran

Prép. : 35 mn. Cuiss. : 1 h.
4 pers. - 400 Kcal./pers.

4 cuisses de poulet (800 g.) / Sel / Poivre / Thym effeuillé / 1 portion de safran / 2 yaourts nature maigres / 1 dl. de vin blanc / 1 jaune d'œuf cru / 1 jaune d'œuf dur passé à la moulinette / 1 petit bouquet de ciboulette hachée (en conserver pour décorer).

Saler, poivrer et frotter de thym les morceaux de poulet. Les disposer sur la grille du four légèrement huilée. Placer un plat en-dessous pour recueillir la matière grasse. Dorer au gril 8 minutes de chaque côté.

Dans une sauteuse, mélanger le safran, les yaourts et le vin blanc. Saler, poivrer. Ajouter les morceaux de poulet dans la sauce. Couvrir. Laisser mijoter 35 minutes.

Disposer la viande sur un plat chaud. Réduire un peu la sauce. Malaxer les 2 jaunes d'œufs. Hors du feu, les ajouter à la sauce bouillante avec la ciboulette.

Servir nappé de sauce et parsemé de brins de ciboulette.

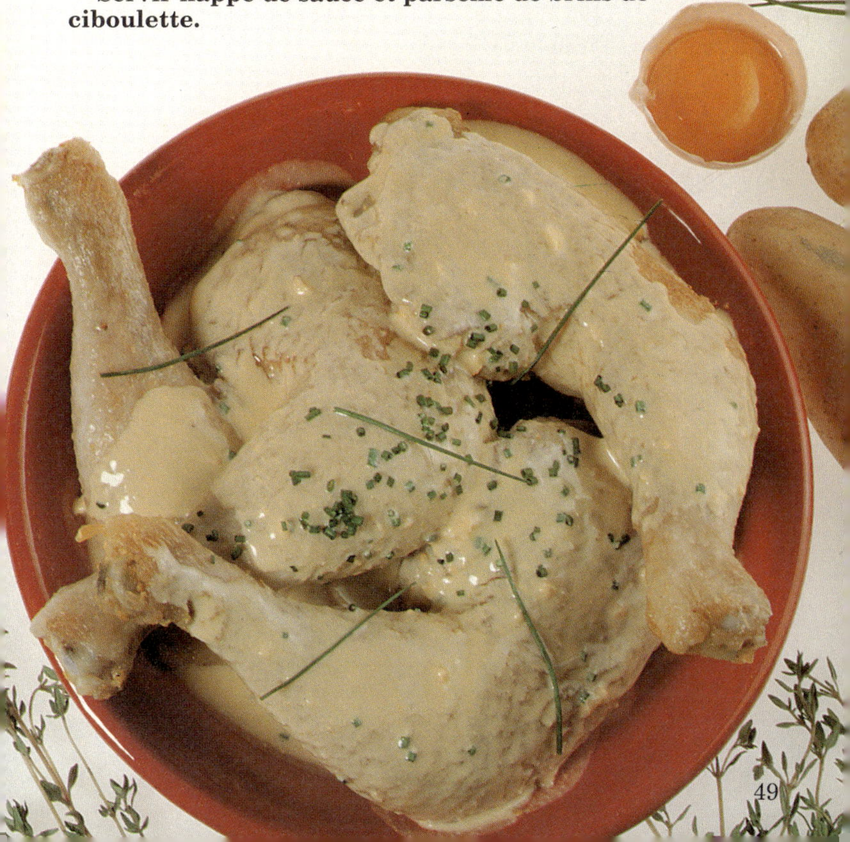

Boulettes aux oignons

Repos : 1 h. Prép. : 45 mn. Cuiss. : 25 mn.
4 pers. - 940 Kcal./pers.

100 g. d'oignon haché fin / 500 g. de bœuf haché / 100 g. de pomme de terre bouillie / 1 gousse d'ail écrasée / 2 cuil. à soupe de persil et de ciboulette hachés / 3 cuil. à soupe de chapelure fine / 100 g. de fromage blanc maigre / 1 œuf / 1 cuil. à café de sel / Poivre / 3 dl. d'huile d'olive.

Mettre 1 verre d'eau et l'oignon dans une casserole. Cuire à feu doux jusqu'à évaporation complète de l'eau (5 minutes).

Mettre la viande dans une terrine avec la pomme de terre écrasée, l'oignon, l'ail, les herbes, la chapelure, le fromage blanc, l'œuf, du sel et du poivre. Mélanger énergiquement pour former une pâte homogène et mousseuse. Former des boulettes de 2 doigts d'épaisseur. Les disposer sur un plat. Couvrir d'un papier film. Placer 1 heure au réfrigérateur.

Faire cuire les boulettes 10 minutes à l'huile en remuant la poêle sans arrêt. Servir chaud accompagné d'une sauce tomate (p. 16).

Brochettes grillées aux piments

Macération : 1 h.
Prép. : 1 h. Cuiss. : 12 mn.
4 pers. - 300 Kcal./pers.

1/2 verre de thym, de romarin et de marjolaine hachés / 7 petits piments rouges / 2 cuil. à soupe d'huile / 1 citron / Sel / Poivre / 700 g. de rumsteck coupé en cubes de 3 cm / 400 g. de poivron vert / 100 g. d'oignon moyen / 300 g. de tomates romaines / Cresson pour servir.

Dans un bol, mélanger les herbes, l'ail, 1/2 piment haché, l'huile et le jus de citron. Saler et poivrer. Mélanger. Ajouter les cubes de viande. Laisser macérer 1 heure en remuant de temps en temps. Egoutter.

Découper le poivron en larges lanières, les tomates en rondelles épaisses. Enfiler sans serrer un piment puis alternativement les cubes de viande, l'oignon, le poivron et les tomates. Terminer par un demi-piment. Faire griller 12 minutes à four vif ou sur des braises en arrosant de temps en temps avec la marinade. Servir brûlant sur un lit de cresson.

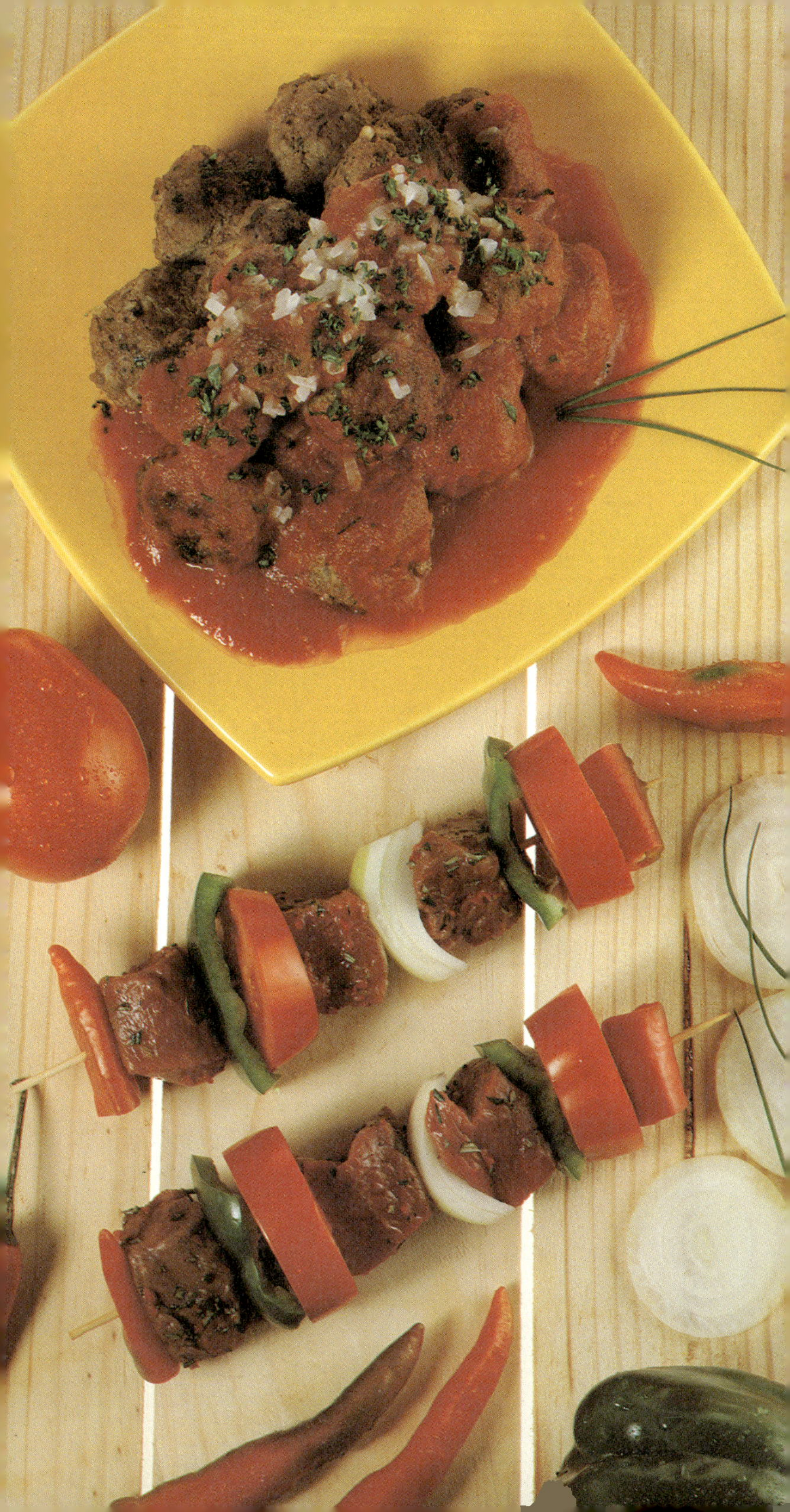

Rumsteck aux bananes

Prép. : 35 mn. Cuiss. : 50 mn.
4 pers. - 575 Kcal./pers.

500 g. de rumsteck / 4 grosses bananes très vertes / 2 citron / 100 g. d'échalotes hachées / 200 g. de champignons de Paris émincés / 3 cuil. à soupe d'huile / Sel / Poivre / Noix de muscade / 1 cuil. à soupe de persil et d'estragon hachés / 2 yaourts nature maigres / 1 cuil. à soupe de moutarde douce / 1 œuf dur écalé.

Eplucher les bananes. Les couper en 2. Les arroser du jus d'1 citron. Les disposer sur 4 papillotes de papier aluminium huilé. Cuire au four, th. 4, 30 minutes. Garder au chaud.

Dans une casserole avec 1 verre d'eau, faire cuire doucement en remuant les échalotes et les champignons jusqu'à évaporation complète du liquide (10 minutes environ). A feu vif dans une sauteuse, faire dorer à l'huile la viande émincée 5 minutes. Mélanger les 2 préparations. Saler, poivrer et saupoudrer de noix de muscade, de persil et d'estragon. Couvrir. Laisser mijoter 3 minu-tes.

Battre les yaourts, le jus du citron restant, la moutarde et le jaune d'œuf passé à la moulinette. Verser dans la sauteuse. Servir aussitôt parsemé d'herbes et accompagné des bananes.

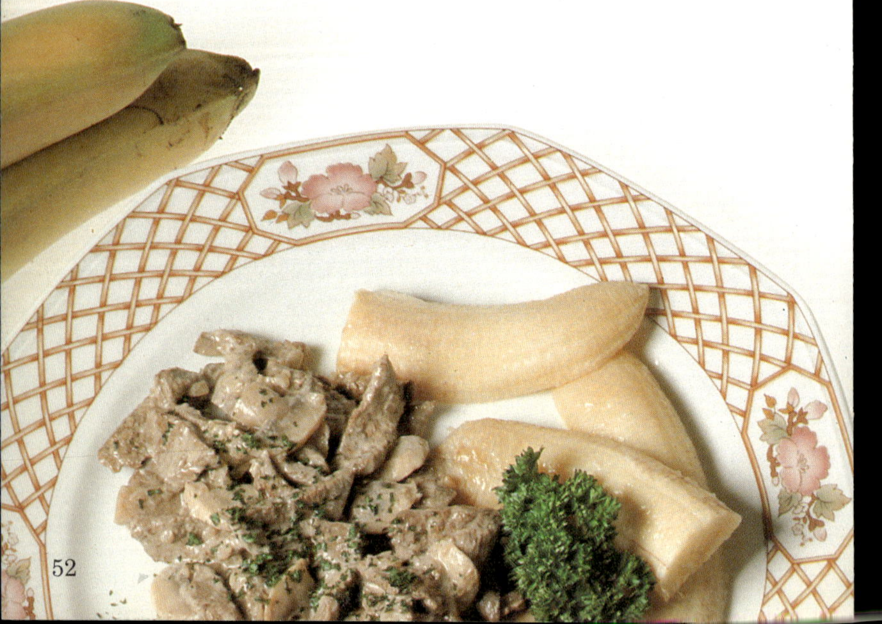

Paupiettes de bœuf aux brocolis

Prép. : 45 mn. Cuiss. : 1 h. 25 mn.
4 pers. - 490 Kcal./pers.

500 g. de tranches fines de bœuf dans la culotte / 20 g. de raisins de Corinthe / 100 g. de carottes / 100 g. de céleri en branche / 50 g. d'oignon / 2 cuil. à soupe de sauge, thym et persil hachés / 40 g. de gruyère râpé / 1 pincée de noix de muscade / Sel / Poivre / 4 cuil. à soupe de vin blanc / 800 g. de brocolis / 100 g. de fromage blanc maigre / 1 citron.

Faire gonfler les raisins à l'eau tiède.

Couper les carottes, le céleri et l'oignon en morceaux. Les cuire à l'eau bouillante salée 20 minutes. Egoutter. Ecraser les légumes. Ajouter les raisins égouttés, 1 cuillerée à soupe d'herbes, le gruyère râpé, la noix de muscade. Saler et poivrer.

Etaler les tranches de viande. Saler, poivrer et les tartiner de la préparation. Les rouler et les ficeler. Les disposer sur 4 feuilles de papier aluminium. Saupoudrer du reste d'herbes et d'une cuillerée à soupe de vin blanc. Fermer les papillotes. Cuire au four, th. 8, 45 minutes.

Cuire les brocolis à l'eau bouillante salée 20 minutes. Egoutter. Passer au moulin à légumes. Porter sur feu doux. Ajouter le fromage blanc et le jus de citron. Saler et poivrer.

Servir les paupiettes accompagnées de la purée de brocolis et de la sauce.

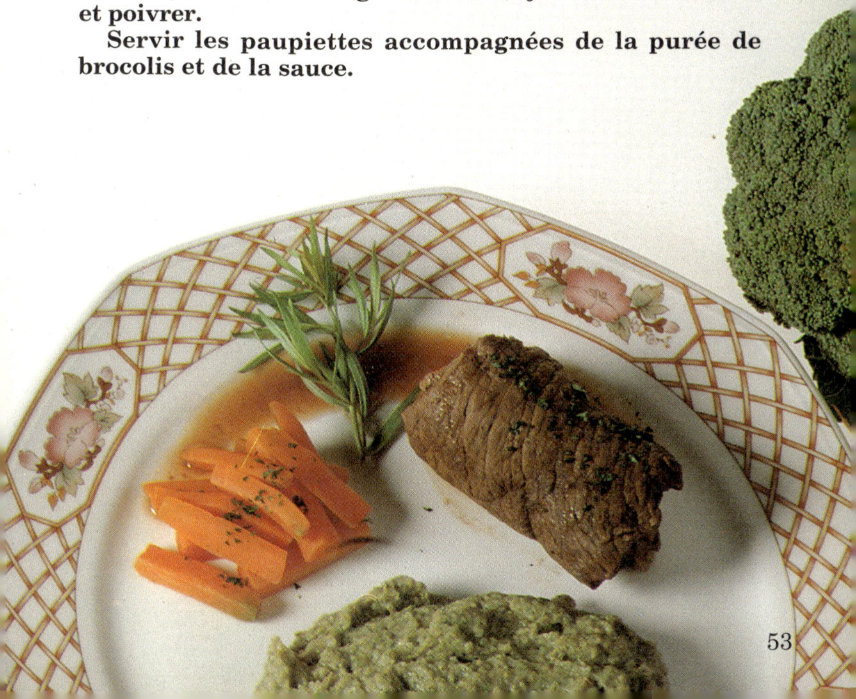

Foie de veau au citron

Prép. : 20 mn. Cuiss. : 30 mn.
4 pers. - 410 Kcal./pers.

4 tranches de 250 g. de foie de veau / 200 g. d'échalotes hachées / 1 dl. de vin blanc sec / 2 citrons non traités / Sel / Poivre / Persil haché.

Blanchir le foie de veau 5 minutes à l'eau bouillante. Egoutter et couper en petits dés.

Dans une casserole avec 2 verres d'eau, cuire doucement les échalotes jusqu'à évaporation complète du liquide (10 minutes). Mouiller avec le vin blanc. Réduire de moitié à feu vif.

Faire dorer le foie avec l'huile pendant 5 minutes. Incorporer les échalotes, le zeste et le jus d'1 citron. Saler et poivrer.

Servir chaud accompagné de quartiers de citron et saupoudré de persil haché.

Côtes de veau à l'oseille

Prép. : 1 h. 30 mn. Cuiss. : 45 mn.
4 pers. - 490 Kcal./pers.

4 côtes de veau de 200 g. environ / 50 g. d'échalote hachée / 1 kg. d'oseille / 1 dl. d'eau / Sel / Poivre / 1 yaourt nature maigre / 1 jaune d'œuf / 1 cuil. à soupe d'huile / Cerfeuil.

Cuire l'échalote avec un verre d'eau jusqu'à évaporation du liquide (10 minutes environ).

Enlever les queues de l'oseille. La laver. Garder quelques feuilles pour décorer.

Faire fondre l'échalote et l'oseille avec l'eau à feu très doux 10 minutes. Hors du feu, ajouter le yaourt et le jaune d'œuf. Saler et poivrer. Garder au chaud.

Saler et poivrer les côtes de veau. Les badigeonner d'huile. Les cuire sous le gril 8 minutes. Les retourner et continuer la cuisson 10 minutes.

Les disposer sur un plat chaud avec la purée d'oseille.

Servir très chaud parsemé d'oseille crue.

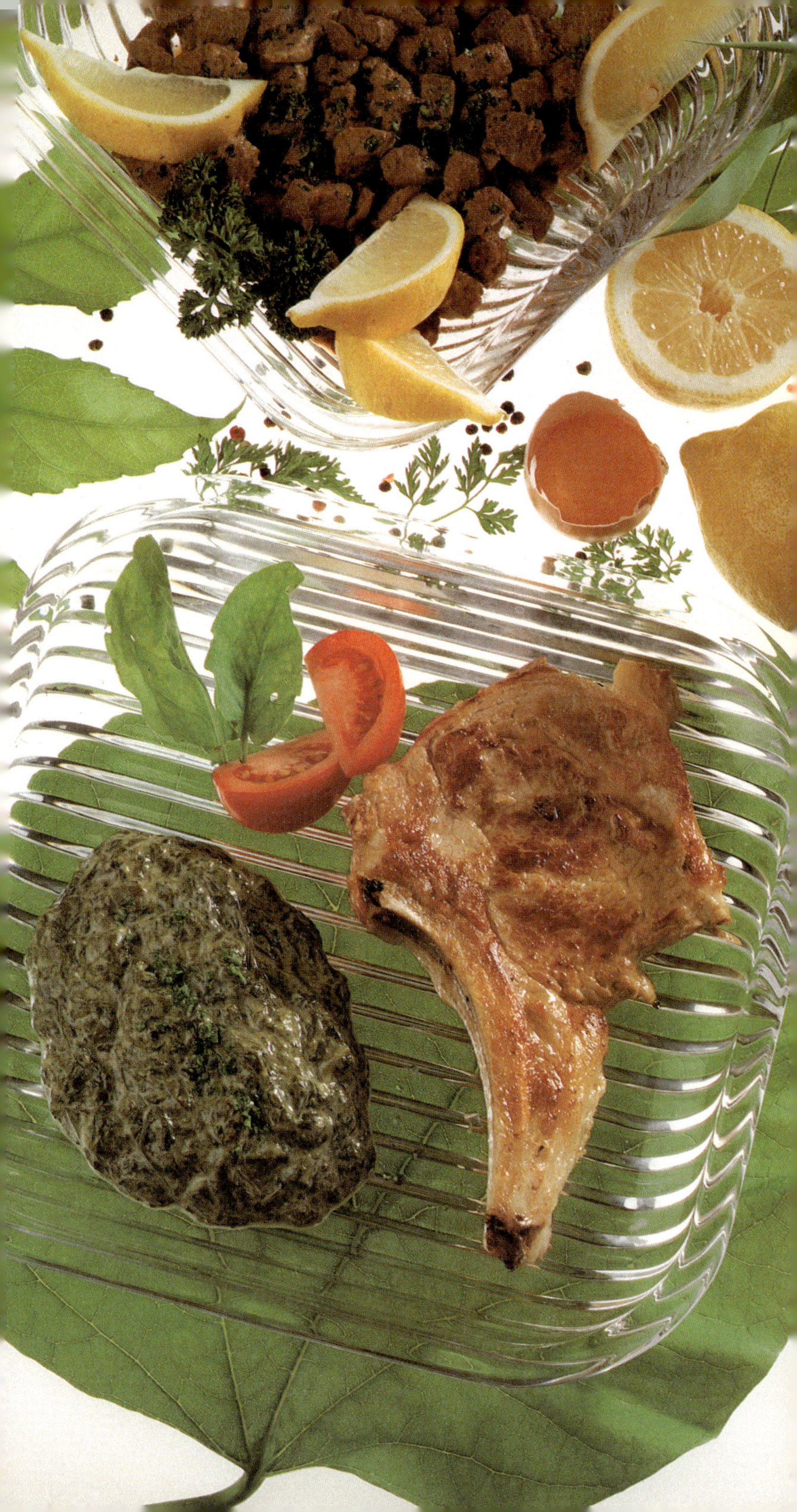

Filet de veau au yaourt

Prép. : 15 mn. Cuiss. : 1 h. 30 mn.
4 pers. - 420 Kcal./pers.

800 g. de filet de veau prêt à cuire / 1 cuil. à soupe de paprika doux / 40 g. de beurre allégé / Sel / Poivre / 2 yaourts veloutés nature.

Enduire le rôti de beurre. Le poivrer et le saupoudrer de paprika. Le placer dans un plat huilé allant au four. Cuire, th. 6, 1 heure et demie en arrosant souvent. Saler dès que la viande est saisie.

Après cuisson, disposer le rôti sur un plat de service. Garder au chaud.

Verser les yaourts dans le plat de cuisson. Déglacer en raclant le fond du plat. Ajouter le paprika restant. Mélanger.

Servir très chaud le filet de veau coupé en tranches fines et nappées d'un peu de sauce. Présenter le reste en saucière.

Médaillons de veau aux champignons

Prép. : 25 mn. Cuiss. : 45 mn.
4 pers. - 390 Kcal./pers.

2 cuil. à soupe d'huile / 4 médaillons de veau de 150 g. chacun environ / Sel / Poivre / 100 g. d'échalote hachée / 300 g. de champignons de Paris émincés / 60 g. de fromage blanc maigre battu / 1 citron.

Dans une poêle, faire dorer la viande avec l'huile. Ajouter une cuillerée à soupe d'eau tiède. Couvrir. Laisser mijoter 30 minutes. Saler et poivrer.

Faire cuire l'échalote dans une casserole avec 1 verre d'eau salée et les champignons jusqu'à évaporation complète du liquide (10 minutes). Ajouter le fromage blanc. Chauffer doucement. Rectifier l'assaisonnement. Verser sur les escalopes.

Servir très chaud accompagné de rondelles de citron.

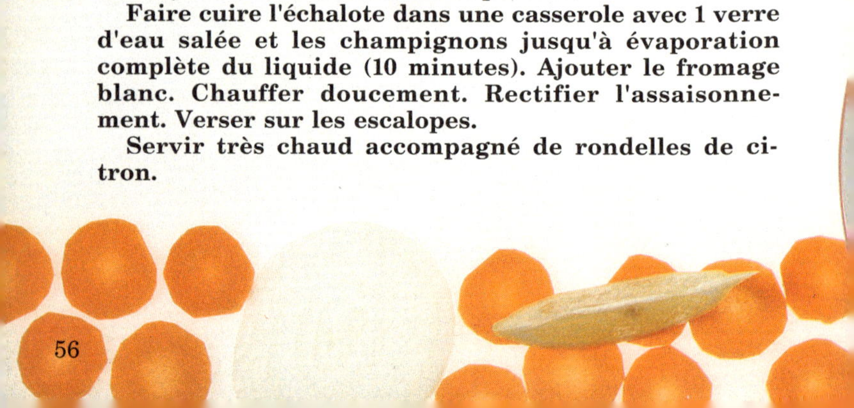

Epaule de veau aux poires

Prép. : 45 mn. Cuiss. : 3 h. 10 mn.
4 pers. - 650 Kcal./pers.

1 kg. de veau dans l'épaule / Sel / Poivre / 100 g. d'oignon émincé / 2 carottes coupées en rondelles / 1 branche de céleri coupée en bâtonnets / 1 feuille de laurier / Persil et estragon / 1 dl. de bouillon de viande / 1 kg. de poires pas trop mûres / Le jus d'1 citron.

Disposer la viande sur la grille du four légèrement huilée. La faire dorer 10 minutes au gril en la retournant. Saler et poivrer.

Dans une grande cocotte, mettre l'oignon, les carottes, le céleri, le laurier, le persil et l'estragon. Poser la viande. Mouiller avec le bouillon. Couvrir et laisser mijoter 2 heures et demie en retournant la viande de temps en temps.

Peler les poires avec précaution en gardant les queues. Les citronner. Les placer debout autour de la viande, enfoncées dans la sauce aux légumes. Continuer la cuisson 30 minutes.

Disposer le veau et les poires dans un plat de service chaud. Eliminer le bouquet garni. Réduire la sauce si besoin.

Servir parsemé de persil et d'estragon hachés.

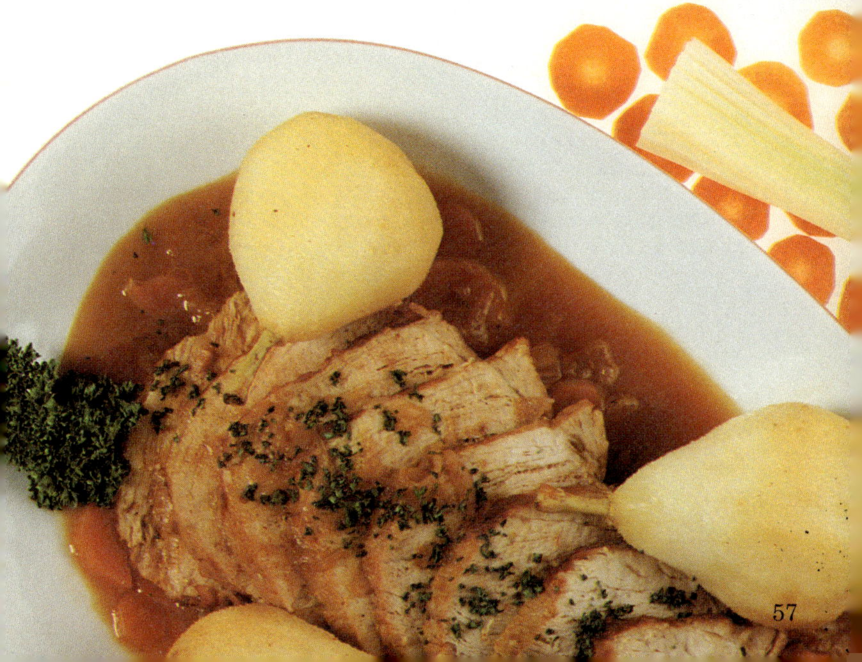

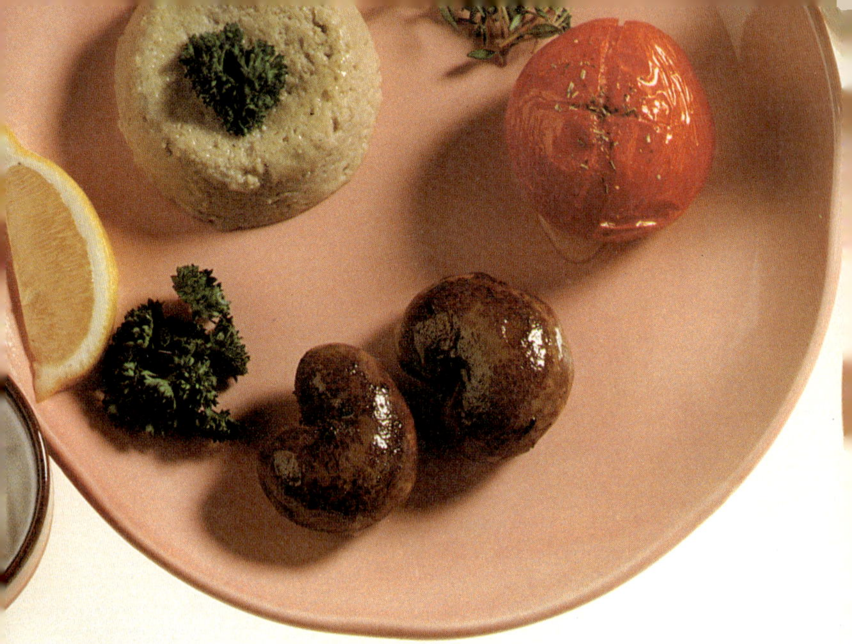

Rognons grillés à la mousse d'ail

Prép. : 35 mn. Cuiss. : 1 h.
4 pers. - 410 Kcal./pers.

100 g. de champignons de Paris hachés / 150 g. d'ail nouveau épluché / 1 œuf entier + 1 blanc / 1 cuil. à café de maïzena / 100 g. de fromage blanc maigre / Sel / Poivre / 8 rognons de mouton (800 g.) / 1 citron / 4 petites tomates (300 g.) / Thym effeuillé / 30 g. de beurre allégé / Persil.

Cuire l'ail à l'eau bouillante salée 20 minutes. Egoutter. Dans un bol, mixer les champignons, l'ail, l'œuf entier, le blanc d'œuf, la maïzena délayée dans un peu d'eau et le fromage blanc. Saler et poivrer. Verser dans des ramequins individuels huilés. Les cuire au bainmarie au four, th. 4, 45 minutes.

Enlever la peau des rognons. Les couper en 2 dans le sens de la longueur sans les séparer. Arroser de jus de citron. Inciser la peau des tomates. Saler et poivrer. Parsemer de thym. Griller l'ensemble au gril moyen 5 minutes.

Disposer sur un plat chaud. Parsemer de noisettes de beurre. Servir accompagné de la mousse d'ail et décoré de touffes de persil.

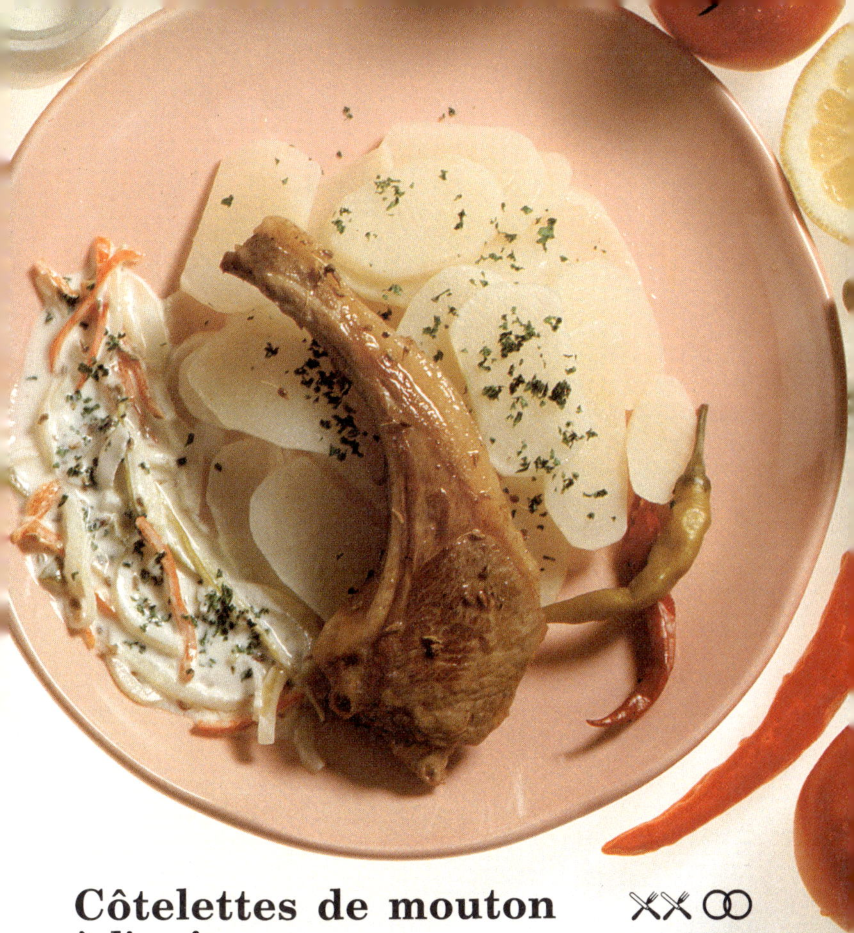

Côtelettes de mouton à l'anis

✕✕ ○○

Prép. : 45 mn. Cuiss. : 1 h. 30 mn.
4 pers. - 560 Kcal./pers.

800 g. de navets / 4 côtelettes de 200 g. de mouton / 50 g. d'échalote hachée / 100 g. d'oignon émincé / 1 petite boîte de piments doux / 1 cuil. à café d'anis en grains / 1/2 dl. de vin blanc sec / Sel / Poivre / 40 g. de beurre allégé / 1 yaourt nature maigre / Persil.

Eplucher les navets. Les couper en rondelles. Les couvrir d'eau dans une casserole. Saler et poivrer. Couvrir. Cuire doucement 15 minutes. Ajouter le beurre. Enlever le couvercle et continuer la cuisson 15 minutes.

Faire dorer les côtelettes dans une cocotte avec l'huile. Ajouter l'échalote, l'oignon, les piments coupés en lanières et l'anis. Arroser avec le vin blanc. Saler et poivrer. Cuire à feu doux 1 heure.

Délayer le yaourt au moment de servir.

Servir les côtelettes à l'anis accompagnées des navets et parsemées de persil haché.

Epaule d'agneau à la sauge

Macération : 4 h. Prép. : 40 mn. Cuiss. : 1 h.
6 pers. - 565 Kcal./pers.

1 dl. de vin blanc sec / 1 dl. de vinaigre / 1 oignon (50 g.) piqué d'un clou de girofle / 2 feuilles de laurier / Thym, persil, sauge / 1 citron / Sel / Poivre / 1 épaule d'agneau de 1,2 kg. dégraissée / 30 g. de beurre allégé / 1 kg. de petites tomates / 1 yaourt nature maigre.

Faire bouillir 10 minutes le vin, le vinaigre, l'eau, l'oignon, le laurier, le thym, la sauge et le citron coupé en tranches. Saler et poivrer. Verser sur la viande. Laisser macérer 4 heures en retournant de temps en temps.

Tartiner la viande égouttée et séchée de beurre. La placer dans un plat de terre huilé. Cuire au four, th. 6, 40 minutes en arrosant souvent avec la marinade passée.

Entailler le dessus des tomates. Saler et poivrer. Les disposer autour du rôti. Continuer la cuisson 20 minutes.

Disposer l'épaule d'agneau et les tomates sur un plat de service très chaud. Déglacer le plat avec le yaourt.

Servir avec la sauce, parsemer de persil et de feuilles de sauge.

Fricassée d'agneau aux herbes

Prép. : 20 mn. Cuiss. : 1 h.
4 pers. - 630 Kcal./pers.

800 g. de gigot d'agneau coupé en morceaux / 2 cuil. à soupe d'huile / 50 g. d'échalote hachée / 50 g. d'oignon émincé / 1 gousse d'ail écrasée / 1 dl. de bouillon de viande / 1,5 dl. de bière / 2 citrons / Sel / Poivre / 1 verre de ciboulette, de persil, de sarriette et de romarin hachés.

Dans une cocotte, faire dorer à l'huile la viande de toutes parts. Ajouter l'échalote, l'oignon et l'ail. Mouiller avec le bouillon, la bière et le jus de citron. Saler et poivrer. Couvrir. Laisser mijoter 40 minutes.

Enlever le couvercle. Ajouter les fines herbes. Continuer la cuisson 20 minutes.

Disposer la viande sur un plat de service chaud. Déglacer la cocotte avec le jus de citron restant.

Servir parsemé de fines herbes.

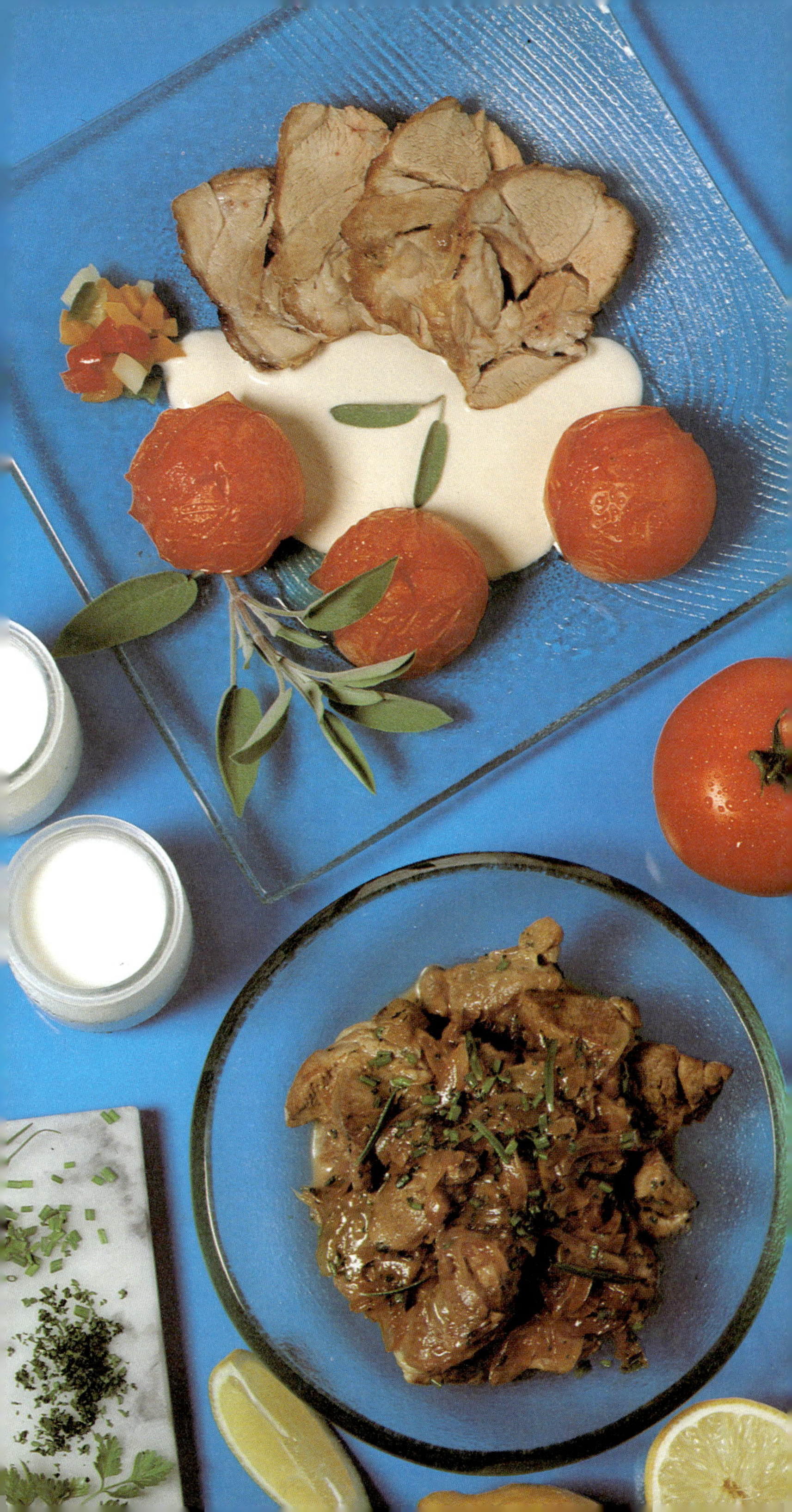

Gigot à la menthe

Macération : 3 h. Prép. : 20 mn. Cuiss. : 40 mn.
6 pers. - 650 Kcal./pers.

4 cuil. à soupe d'eau / 2 cuil. à café de sucre / 1 petit bouquet de menthe fraîche / 1 dl. de vinaigre / 2 cuil. à soupe d'huile / 2 cuil. à café de romarin et de thym effeuillés / 2 gousses d'ail écrasées / 1 gigot de 1,5 kg. / Sel / Poivre.

Porter l'eau et le sucre à ébullition. Laisser bouillir 1 minute.

Hors du feu, ajouter le vinaigre et 1 cuillerée à soupe de feuilles de menthe fraîches. Laisser macérer 3 heures.

Mélanger l'huile, le romarin, le thym et l'ail. Badigeonner le gigot de la préparation. Le disposer sur la grille du four, un plat creux en dessous pour recueillir la matière grasse. Cuire au four, th. 6, 40 minutes, sans arroser. Saler et poivrer en cours de cuisson.

Servir le gigot sur un plat de service très chaud accompagné de la sauce froide ou tiède et parsemé de feuilles de menthe.

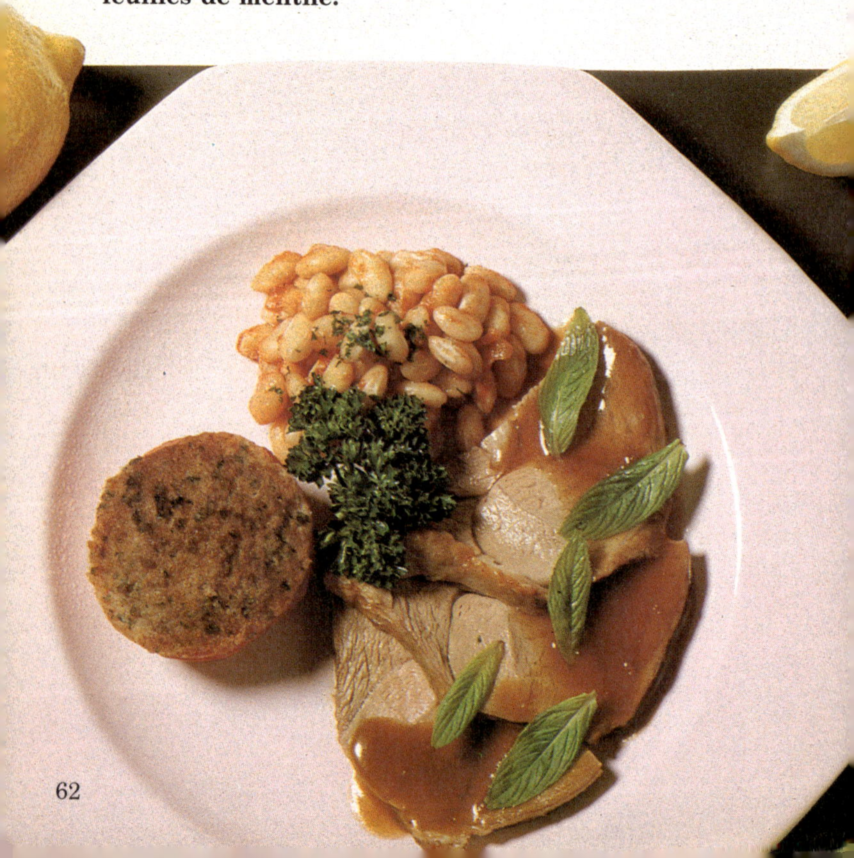

Bacon aux pommes

Prép. : 20 mn. Cuiss. : 25 mn.
4 pers. - 360 Kcal./pers.

2 pommes granny-smith / 2 pommes de 100 g. bien rouges (Gold John par exemple) / 1 citron / 50 g. d'échalote hachée / Poivre / 2 cuil. à soupe d'huile / 400 g. de bacon maigre / 100 g. de gros oignon / Persil haché.

Laver les pommes. Les couper en quartiers. Les épépiner. Les mettre dans une casserole avec le jus du citron et l'échalote. Poivrer. Couvrir. Laisser mijoter 10 minutes.

Faire dorer les tranches de bacon à l'huile pendant 10 minutes. Les retirer et les sécher avec du papier absorbant. Faire fondre l'oignon 10 minutes à leur place. Ajouter un peu d'eau si nécessaire.

Ajouter les pommes et le bacon. Couvrir. Laisser mijoter 3 minutes. Poivrer abondamment.

Servir chaud saupoudré de persil haché.

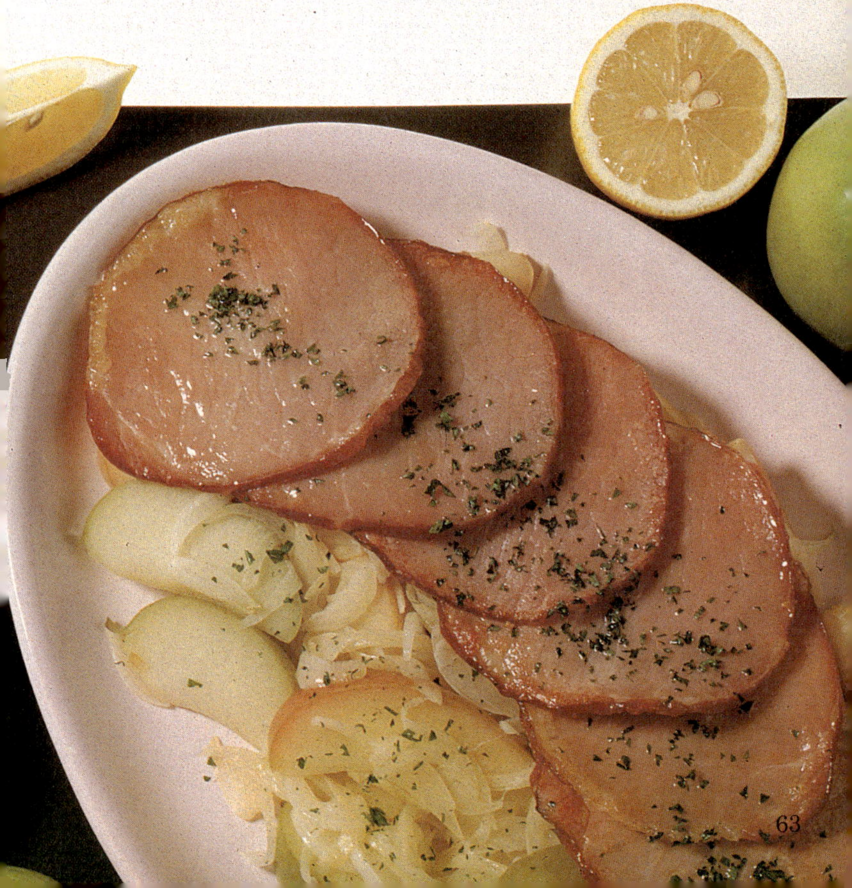

Cervelles de porc à la compote

Repos : 2 h. Prép. : 45 mn. Cuiss. : 1 h.
4 pers. - 400 Kcal./pers.

1 kg. de pommes / Sel / Poivre / 2 cervelles de porc / 1 cuil. à soupe de vinaigre / 1 feuille de laurier / 1 oignon piqué d'un clou de girofle / 1 bouquet de persil / 50 g. de beurre allégé.

Faire dégorger les cervelles à l'eau froide 2 heures. Les nettoyer.

Laver les pommes. Les couper en 4. Les mettre dans une casserole avec les pépins et la peau. Ajouter 3 cuillerées à soupe d'eau. Couvrir. Cuire doucement 20 minutes. Passer au tamis. Saler et poivrer légèrement. Garder au chaud.

Dans une casserole, mettre 2 litres d'eau, le vinaigre, le laurier, l'oignon et 2 branches de persil. Saler et poivrer. Laisser bouillir 15 minutes. Baisser le feu. Plonger les cervelles. Cuire à feu doux 20 minutes. Egoutter.

Couper les cervelles en 2 et les disposer sur un plat chaud. Arroser de beurre fondu. Saupoudrer de persil haché.

Servir accompagné de la compote de pommes.

Côtelettes de porc aux pruneaux

Macération : 12 h.
Prép. : 30 mn. Cuiss. : 1 h. 05 mn.
4 pers. - 740 Kcal./pers.

4 côtes de porc de 180 g. / 60 g. de pruneaux d'Agen / Sel / Poivre / 400 g. de petites pommes de terre BF 15 / 200 g. de fromage blanc maigre / 2 cuil. à soupe de cognac / Persil.

Couvrir les pruneaux d'eau tiède. Les laisser gonfler une nuit. Les cuire 15 minutes dans le liquide de macération. Eplucher les pommes de terre. Les cuire à l'eau bouillante salée 20 minutes.

Cuire les côtelettes à la poêle. Les disposer avec les pommes de terre et les pruneaux égouttés. Garder au chaud.

Réduire le liquide de cuisson des pruneaux. Ajouter le fromage blanc et le cognac. Servir les côtelettes nappées de sauce et parsemées de touffes de persil.

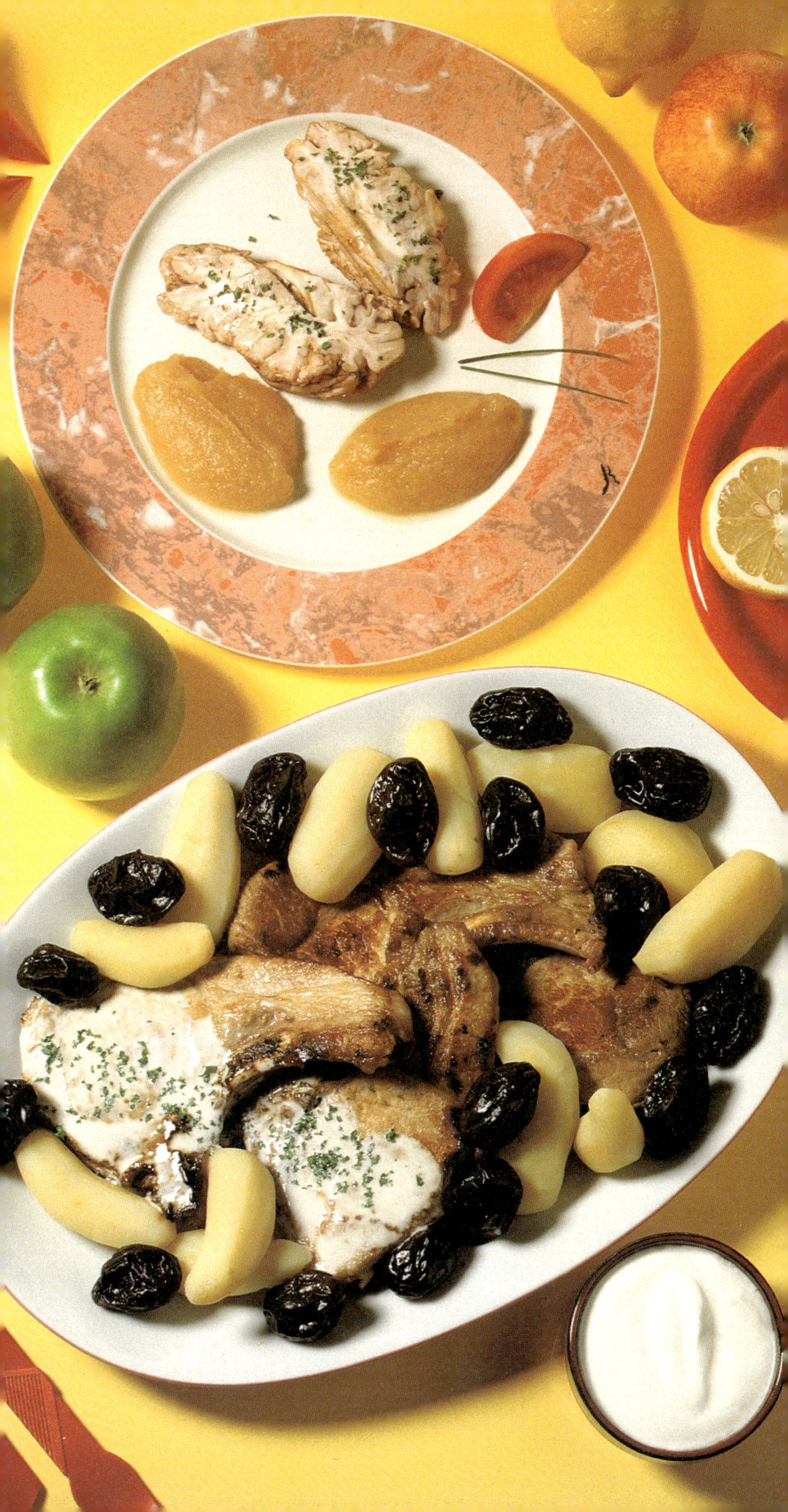

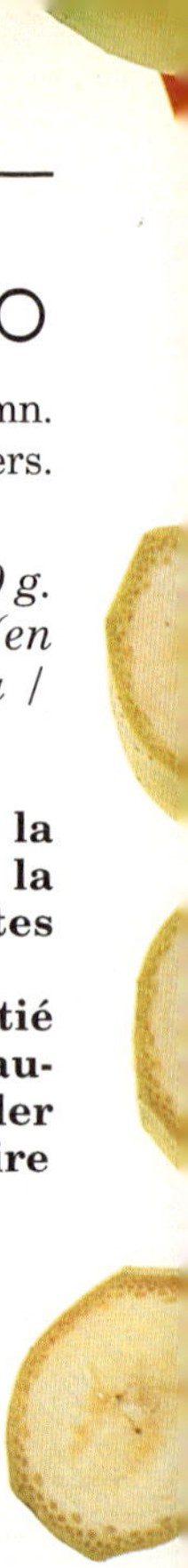

Echine de porc à la sauge

Prép. : 20 mn. Cuiss. : 2 h. 10 mn.
4 pers. - 650 Kcal./pers.

800 g. d'échine de porc / 40 g. d'ail / Sel / Poivre / 400 g. d'oignons émincés / 2 branches de feuilles de sauge (en conserver un peu pour servir) / Persil / 1 dl. d'eau / 1 dl. de bière.

Piquer d'ail le morceau de viande. Le placer sur la grille du four, un plat en-dessous pour recueillir la matière grasse. Faire dorer rapidement 10 minutes sous le gril en retournant.

Dans une cocotte allant au four, répartir la moitié des oignons et des feuilles de sauge. Poser le rôti au-dessus. Recouvrir avec les oignons restants. Mouiller d'eau et de bière. Saler et poivrer. Couvrir. Laisser cuire lentement au four, th. 5, 2 heures.

Dégraisser la sauce. Présenter en saucière.

Servir chaud parsemé de sauge et de persil.

Tourte à l'échine de porc

Prép. : 50 mn. Cuiss. : 1 h. 40 mn.
4 pers. - 635 Kcal./pers.

50 g. d'oignon / 2 cuil. à soupe de sauge et de persil hachés / 1 cuil. à café de sel / Poivre / 700 g. d'échine de porc coupée en cubes / 250 g. de pommes épluchées et coupées en tranches / 1 dl. d'eau / 3 pommes de terre épluchées / 1,5 dl. de lait écrémé.

Mélanger l'oignon, les herbes et le sel. Poivrer.

Huiler le fond et les bords d'une cocotte. Disposer par couches successives des cubes de porc, de l'oignon, des herbes hachées et des pommes. Terminer par une couche de viande. Mouiller d'eau. Porter à ébullition puis placer dans le four chaud. Cuire 1 heure et demie, th. 6.

Préparer la purée de pommes de terre. Ajouter le lait. Saler et poivrer. Etaler la préparation au-dessus de la viande avec une spatule.

Parsemer de noisettes de beurre. Gratiner au four chaud 10 minutes dans le plat de cuisson.

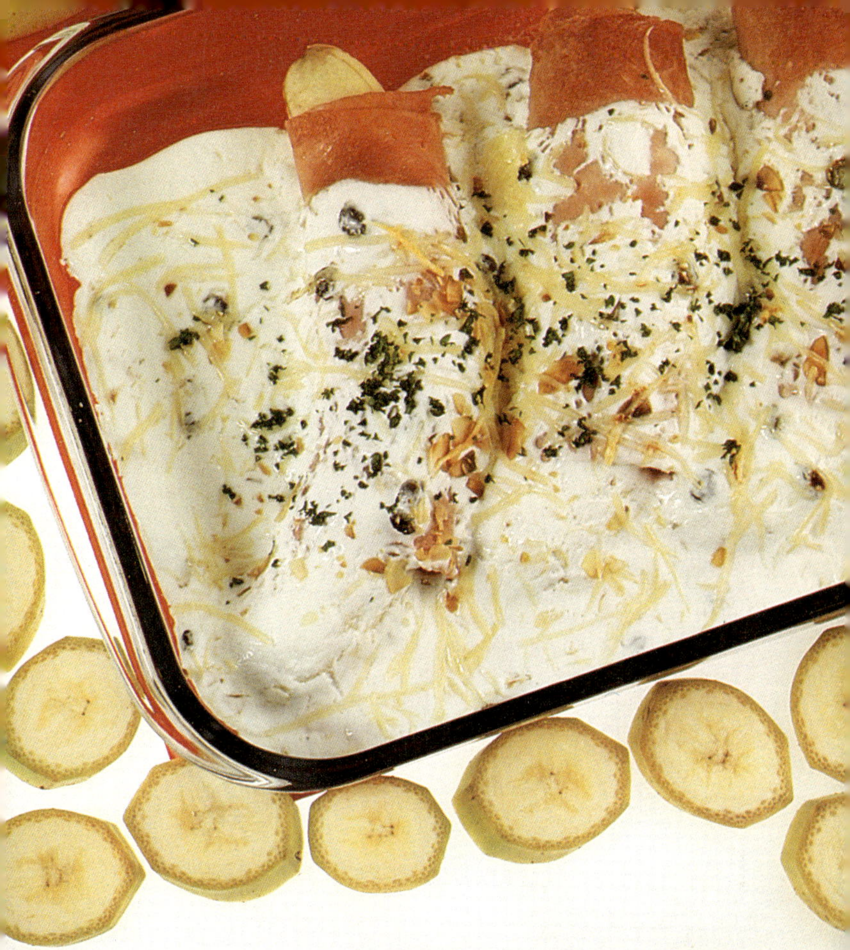

Gratin de jambon aux bananes

✕○

Prép. : 15 mn. Cuiss. : 10 mn.
4 pers. - 500 Kcal./pers.

30 g. de raisins de Corinthe / 4 bananes de 150 g. bien mûres / 1 citron / 4 tranches de jambon blanc maigre (300 g.) / 60 g. de gruyère râpé / 30 g. d'amandes grillées et concassées / Noix de muscade / Sel / Poivre / 200 g. de fromage blanc.

Faire gonfler les raisins de Corinthe dans de l'eau tiède. Eplucher les bananes. Les arroser de jus de citron. Les enrouler chacune dans une tranche de jambon. Les disposer dans un plat à gratin huilé.

Mélanger le fromage blanc battu, la moitié du gruyère, les amandes, les raisins égouttés et une pincée de noix de muscade. Saler et poivrer. Verser la préparation sur les bananes au jambon. Cuire au four, th. 4, 10 minutes. Servir très chaud.

Aubergines à la sauge

Prép. : 30 mn. Cuiss. : 35 mn.
4 pers. - 230 Kcal./pers.

1 kg. d'aubergines / 1 citron / 1 kg. de tomates / 3 cuil. à soupe de sauge et de persil hachés / 50 g. d'oignon émincé / Sel / Poivre / 1 dl. de vin blanc sec / 60 g. de gruyère râpé.

Laver les aubergines. Les éplucher. Les tailler en tranches. Les arroser de jus de citron. Peler les tomates. Les couper en rondelles.

Dans un plat huilé allant au four, disposer par petites couches successives les aubergines, une cuillerée à soupe du mélange d'herbes, l'oignon et les tomates. Saler et poivrer. Arroser de vin blanc.

Recouvrir d'un papier aluminium. Cuire au four, th. 6, 30 minutes. Enlever le papier. Saupoudrer de gruyère. Faire gratiner au four.

Servir chaud dans le plat de cuisson.

Brocolis sur lit d'oignons

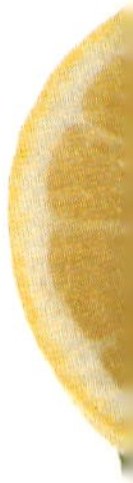

Prép. : 45 mn. Cuiss. : 1 h.
4 pers. - 180 Kcal./pers.

1 kg. de brocolis / 300 g. d'oignons émincés / 100 g. d'olives noires dénoyautées / 3 cuil. à soupe de basilic, cerfeuil et ciboulette hachés / Sel / Poivre / 1 dl. de jus de citron / 1/2 l. d'eau.

Nettoyer les brocolis. Les diviser en petits bouquets et les laver.

Dans une cocotte huilée, disposer les oignons, la moitié des olives, les herbes, les brocolis et les olives restantes. Saler et poivrer. Mouiller avec le jus de citron et l'eau. Couvrir. Cuire très doucement sans remuer pendant 1 heure.

Servir chaud dans le plat de cuisson.

Carottes et chou blanc au cumin

Prép. : 30 mn. Repos : 45 mn.
4 pers. - 190 Kcal./pers.

500 g. de chou blanc / 300 g. de carottes / 2 cuil. à soupe de vinaigre / 1 citron / 2 cuil. à soupe d'huile d'olive / 2 cuil. à soupe d'huile de paraffine / 2 cuil. à soupe de persil, cerfeuil et estragon hachés / 50 g. d'échalote hachée / Sel / Poivre / 1 yaourt velouté nature / 1 cuil. à café de cumin.

Laver le chou. Le débarasser des feuilles extérieures et des grosses tiges. Le couper en lanières fines. Le blanchir 3 minutes à l'eau bouillante salée. Egoutter.

Râper les carottes à la grosse râpe.

Dans un saladier, mettre le vinaigre, le jus de citron, l'huile, les fines herbes, l'échalote, du sel, du poivre et le yaourt. Ajouter le chou et les carottes. Mélanger. Couvrir. Placer 45 minutes au réfrigérateur.

Avant de servir, ajouter les graines de cumin. Parsemer d'herbes.

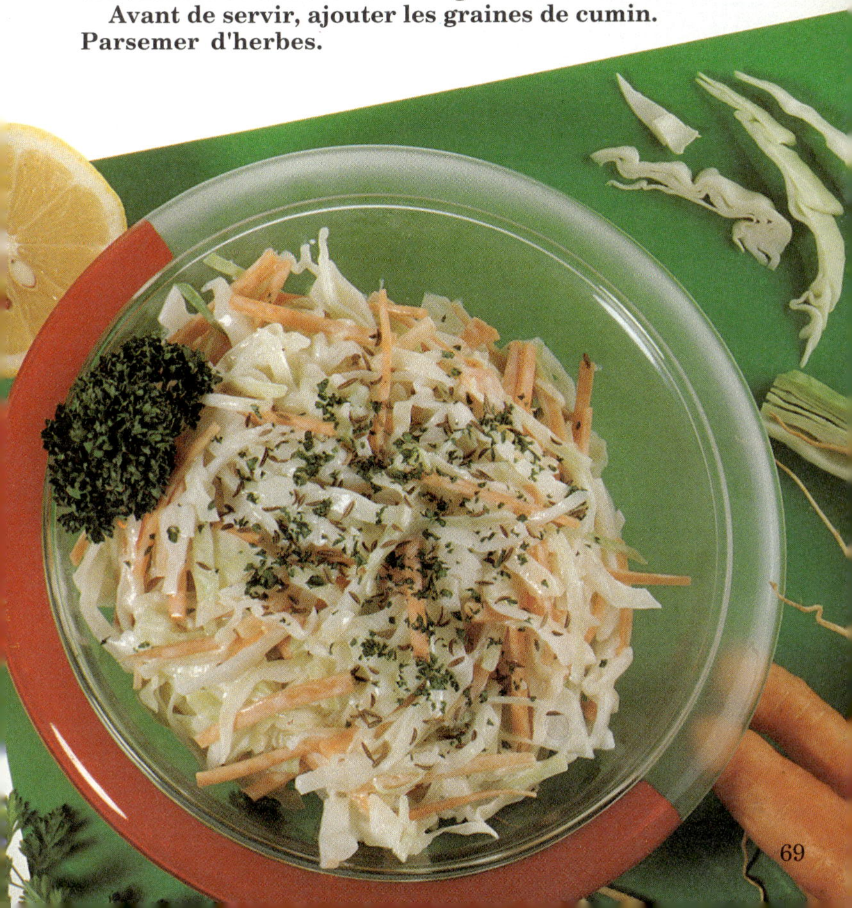

Choux de Bruxelles aux œufs

Prép. : 45 mn. Cuiss. : 25 mn.
4 pers. - 260 Kcal./pers.

50 g. d'oignon émincé / 1 kg. de choux de Bruxelles / Sel / Poivre / 1 pincée de noix de muscade / 1 dl. de bouillon de viande / 2 œufs durs écalés / 100 g. de fromage blanc maigre / Persil.

Cuire l'oignon 10 minutes dans 2 verres d'eau. Egoutter. Eplucher les choux. Enlever les feuilles fanées. Les laver.

Prévoir 2 casseroles d'eau bouillante. Plonger les choux dans l'une 5 minutes. Egoutter. Les plonger dans l'autre. Saler. Continuer la cuisson 15 minutes. Les égoutter.

Mettre les choux dans une casserole avec la noix de muscade, les oignons et le bouillon. Poivrer. Cuire doucement jusqu'à évaporation complète du liquide (environ 5 minutes).

Saupoudrer avec les jaunes d'œufs passés à la moulinette. Ajouter le fromage blanc. Remuer doucement. Servir chaud parsemé de persil et de cubes de blanc d'œuf.

Pains de céleri-rave

Prép. : 30 mn. Cuiss. : 1 h. 20 mn.
4 pers. - 180 Kcal./pers.

600 g. de céleri-rave / 100 g. de fromage blanc maigre / 2 œufs / 4 cuil. à soupe de persil, d'estragon, de cerfeuil et de basilic hachés / Sel / Poivre / 20 g. de beurre allégé.

Eplucher le céleri-rave. Le couper en petits cubes. Le faire blanchir 20 minutes. Egoutter.

Mixer le fromage blanc, les œufs, les herbes et le céleri-rave. Saler et poivrer.

Verser la préparation dans des ramequins individuels beurrés. Les cuire au bain-marie au four, th. 4, 1 heure.

Démouler et servir chaud.

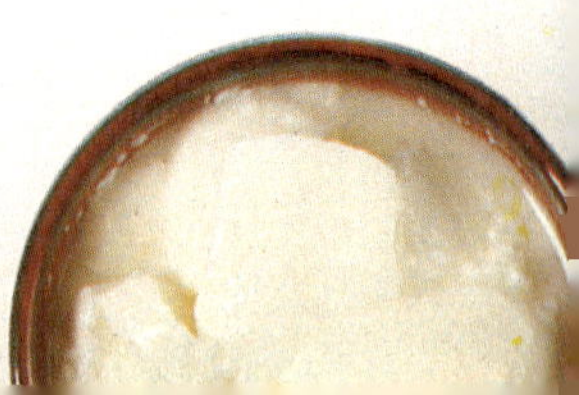

Chou farci au fromage blanc

Prép. : 1 h. Cuiss. : 1 h. 20 mn.
4 pers. - 300 Kcal./pers.

1 kg. de chou vert / Sel / Poivre / 100 g. d'oignon émincé / 300 g. de blanc de poireau coupé en rondelles / 100 g. de céleri en branche haché / 1 carotte taillée en julienne / 1 gousse d'ail écrasée / Thym / Laurier / Persil / 200 g. de fromage blanc moulé à la louche / 2 œufs / 100 g. de mie de pain rassise / 1 dl. de lait écrémé / 1/4 de cuil. à café de cumin en poudre / 100 g. de jambon cru haché.

Réserver 4 belles feuilles de chou.

Couper le reste en morceaux. Cuire à l'eau bouillante salée 5 minutes. Egoutter. Changer d'eau. Cuire à nouveau 15 minutes. Hacher le chou. Blanchir les grandes feuilles 5 minutes. Les égoutter. Enlever la partie dure sans les couper en 2.

Dans une cocotte, cuire doucement, avec un verre d'eau, pendant 15 minutes, l'oignon, le poireau, le chou haché, le céleri, la carotte, l'ail et le bouquet garni. Réduire complètement le liquide de cuisson. Enlever le bouquet. Ajouter le fromage blanc, la mie de pain essorée, les œufs, le jambon et le cumin. Saler et poivrer.

Poser un peu de farce sur les feuilles. Replier. Disposer dans un plat à gratin huilé. Cuire au four, th. 6, 35 minutes. Couvrir. Continuer la cuisson 10 minutes.

Servir chaud.

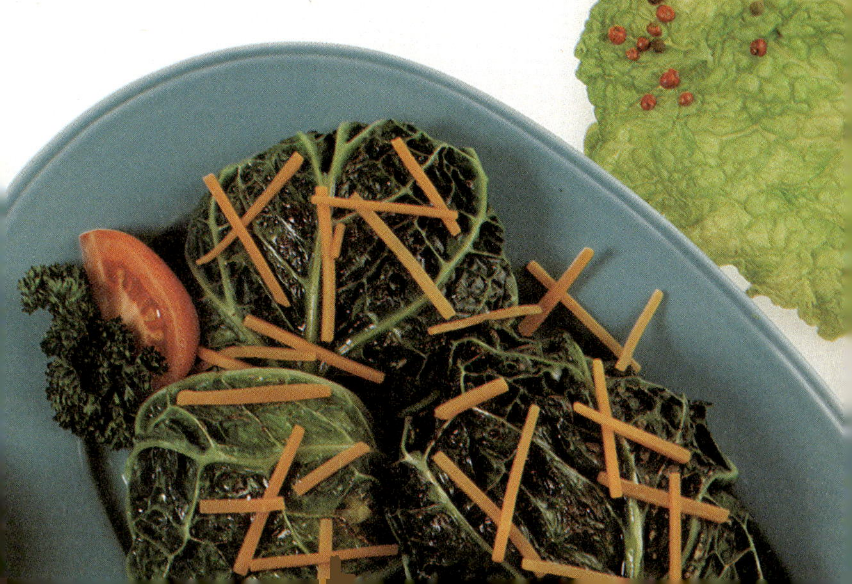

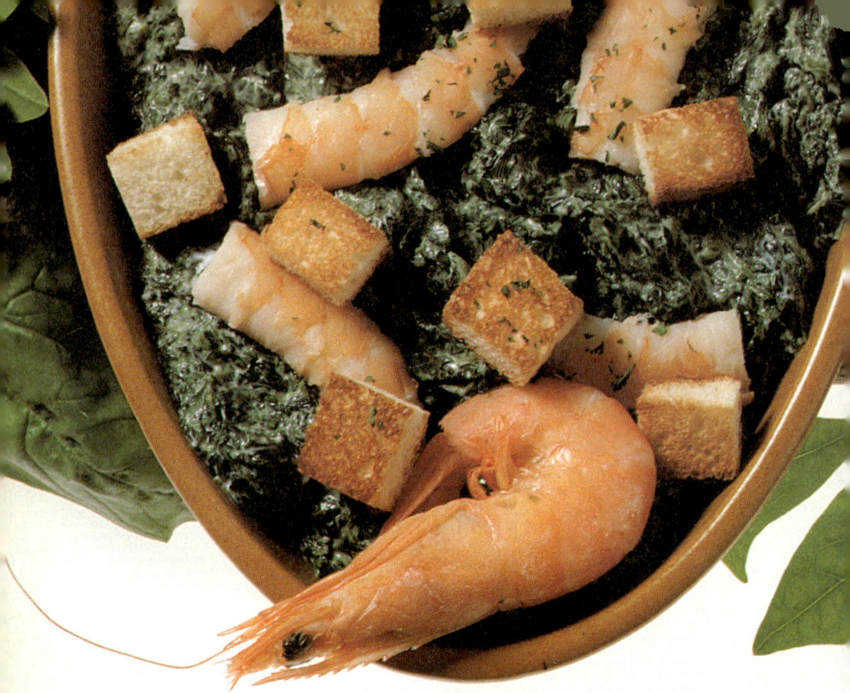

Epinards à l'étuvée

Repos : 15 mn. Prép. : 45 mn. Cuiss. : 50 mn.
4 pers. - 245 Kcal./pers.

1,250 kg. d'épinards frais / 100 g. d'oignon émincé / 50 g. d'échalote hachée / 2 cuil. à soupe d'huile / 2 gousses d'ail / Sel / Poivre / 12 grosses crevettes (250 g.) / 1 citron / 100 g. de fromage blanc maigre / Quelques croûtons de pain (50 g.).

Equeuter les épinards. Les laver à grande eau. Les hacher grossièrement.

Dans une casserole, mettre 1/2 verre d'eau, l'oignon et l'échalote. Cuire à feu doux jusqu'à évaporation complète du liquide (5 minutes environ).

Dans une cocotte mettre l'huile, l'oignon, l'échalote et 1 gousse d'ail écrasée. Poser les épinards. Saler et poivrer. Couvrir. Laisser étuver 45 minutes.

Décortiquer les crevettes. Les arroser de jus de citron. Laisser reposer 15 minutes.

Si le liquide de cuisson était trop important, sécher les épinards à feu vif quelques minutes. Ajouter le fromage blanc et la maïzena délayée dans un peu d'eau. Laisser cuire 1 minute.

Faire dorer les croûtons sous le gril. Les frotter de l'ail restant. Dresser les épinards dans un plat chaud. Parsemer des crevettes et des croûtons de pain.

Servir aussitôt.

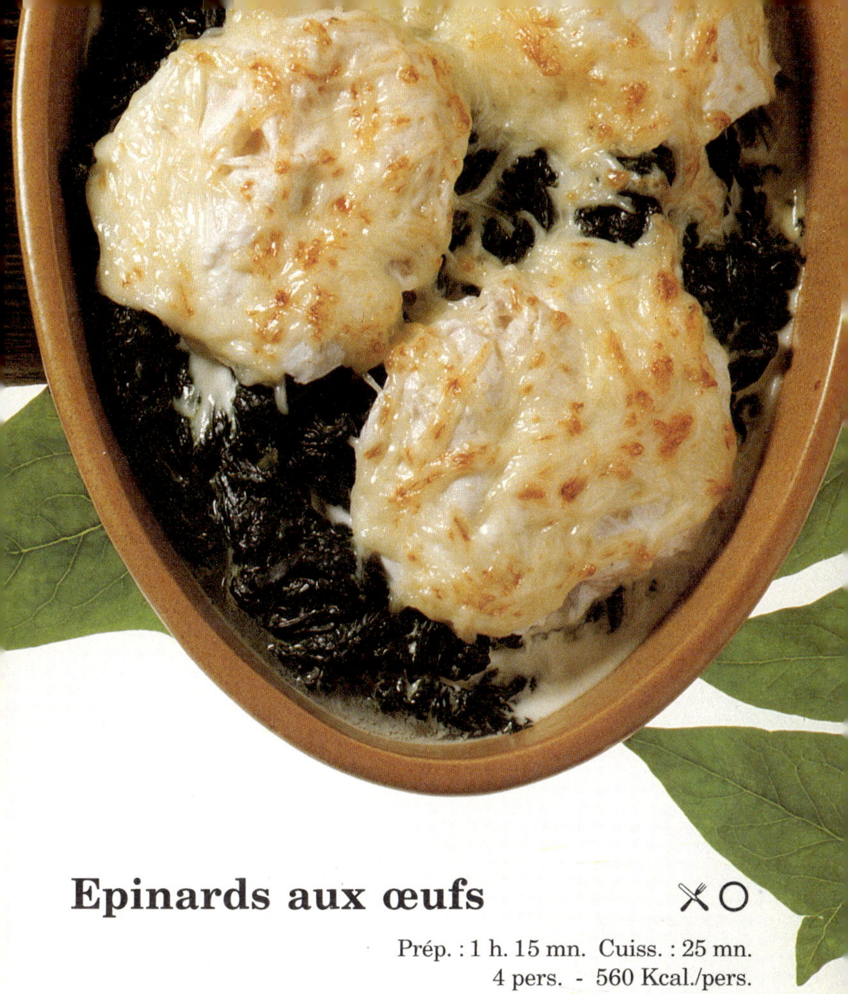

Epinards aux œufs

Prép. : 1 h. 15 mn. Cuiss. : 25 mn.
4 pers. - 560 Kcal./pers.

1 kg. d'épinards en branches / Sel / Poivre / Noix de muscade / 40 g. de beurre / 40 g. de poudre de lait écrémé / 1 dl. de vinaigre / 8 œufs / 50 g. de crème fraîche allégée / 50 g. de gruyère râpé.

Trier les épinards. Les laver à plusieurs eaux. Les équeuter. Les cuire dans beaucoup d'eau bouillante salée 8 minutes. Egoutter et presser.

Dans une sauteuse, faire fondre le beurre. Ajouter les épinards, du poivre et de la noix de muscade. Dessécher à feu vif. Arroser de lait en poudre dilué dans très peu d'eau. Verser dans un plat à gratin huilé. Garder au chaud.

Pocher les œufs 2 par 2 pendant 3 minutes. Les disposer sur les épinards.

Mélanger la crème fraîche et le gruyère. Verser le tout sur les œufs.Passer sous le gril chaud 3 minutes.

Servir aussitôt.

Fenouil aux fines herbes

Prép. : 45 mn. Cuiss. : 1 h. 30 mn.
4 pers. - 180 Kcal./pers.

1 kg. de fenouil / 100 g. d'oignon émincé / 200 g. de courgettes coupées en cubes / 1 kg. de tomates romaines pelées et épépinées / 1 gousse d'ail / 1/2 verre de persil et de ciboulette hachés / 1 citron / Sel / Poivre.

Parer les fenouils. Les laver. Les couper en 2 dans le sens de la hauteur. Préparer les légumes.

Mettre au fond de la cocotte l'oignon, les courgettes puis les tomates et les demi-fenouils.

Saupoudrer du hachis d'ail et de fines herbes. Arroser de jus de citron. Saler et poivrer. Couvrir. Laisser mijoter à feu très doux 1 heure et demie. En fin de cuisson, augmenter le feu pour réduire le liquide de cuisson si nécessaire.

Servir chaud parsemé de fines herbes.

Girolles au curry

Prép. : 1 h. 15 mn. Cuiss. : 15 mn.
4 pers. - 130 Kcal./pers.

1 kg. de girolles / 50 g. d'échalotes / 2 gousses d'ail écrasées / 3 cuil. à soupe de persil haché / 1 citron / 1 cuil. à café de curry / 1 branche de thym / 1 feuille de laurier / Sel / Poivre / 100 g. de crème allégée.

Nettoyer et laver les girolles. Les couper en lanières. Hacher l'échalote. La mélanger au persil et à l'ail. Ajouter le jus de citron, le curry, le thym et le laurier.

Ajouter les champignons et cuire le tout à la poêle à feu vif jusqu'à évaporation complète du liquide (10 minutes environ). Saler et poivrer. Eliminer le bouquet garni. Verser la crème fraîche. Laisser chauffer doucement. Servir chaud parsemé de persil haché.

On peut remplacer les girolles par des champignons de Paris.

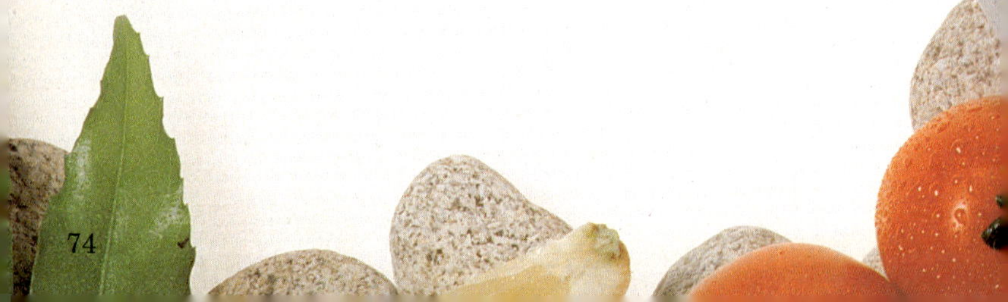

Haricots verts à la sarriette

Prép. : 1 h. Cuiss. : 45 mn.
4 pers. - 150 Kcal./pers.

800 g. de haricots verts / 300 g. de tomates pelées et concassées / Sarriette / Sel / Poivre / 1 poivron jaune (250 g.) / 50 g. d'oignon / 1 gousse d'ail écrasée / 1 œuf dur écalé / 1 cuil. à soupe d'estragon et de persil.

Eplucher les haricots verts. Découper le poivron en lanières. Couper l'oignon en anneaux.

Cuire les haricots verts pendant 20 minutes à l'eau bouillante additionnée de quelques brins de sarriette avec le poivron et les oignons. Egoutter.

Mettre l'ail, les tomates, l'oignon et le poivron dans une sauteuse. Couvrir. Laisser mijoter 10 minutes. Ajouter les haricots verts. Saler et poivrer. Chauffer doucement. Disposer dans un plat de service chaud.

Malaxer le jaune d'œuf et les herbes. Découper le blanc en petits cubes. Les disposer sur les haricots verts. Servir très chaud.

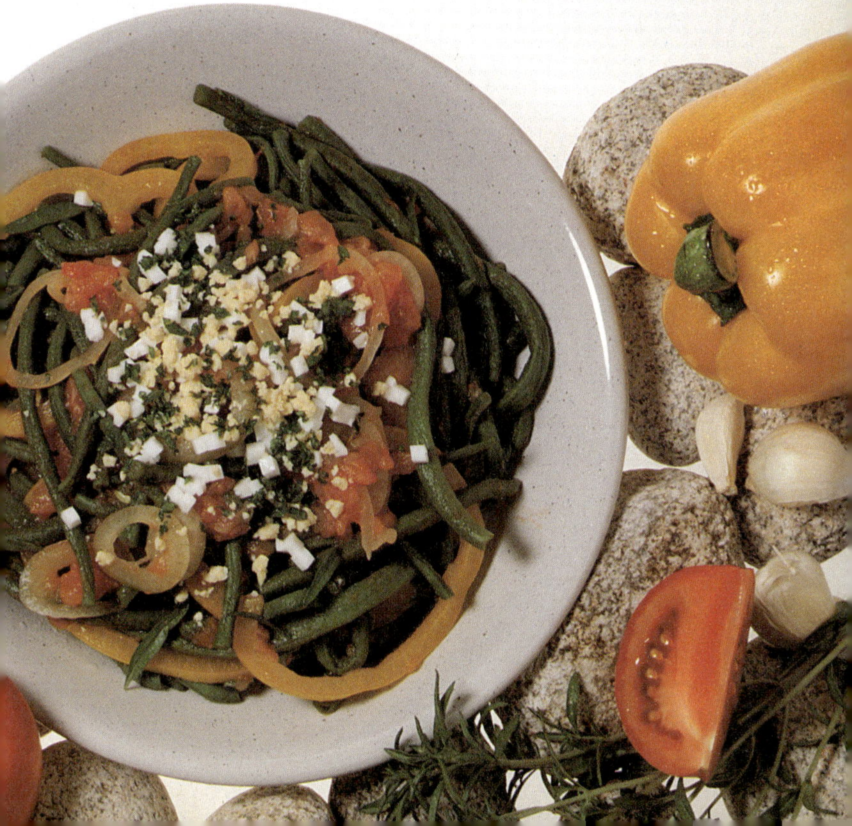

Gratin de poireaux

Prép. : 30 mn. Cuiss. : 1 h.
4 pers. - 300 Kcal./pers.

800 g. de poireaux / Sel / Poivre / 200 g. de carottes coupées en fins bâtonnets / 100 g. d'oignon coupé en rondelles / 2 œufs durs écalés / 200 g. de fromage blanc maigre / 2 œufs crus.

Nettoyer les poireaux. Les émincer. Les laver.

Préparer les carottes et l'oignon. Cuire à l'eau bouillante salée les carottes pendant 20 minutes, les poireaux 15 minutes et l'oignon 10 minutes. Egoutter.

Dans un plat à gratin beurré, disposer les poireaux. Parsemer avec les œufs durs coupés en tranches, les oignons et les carottes.

Mélanger le fromage blanc et les œufs crus. Saler et poivrer. Verser sur les poireaux. Faire gratiner au four, th. 7, 15 minutes.

Servir aussitôt dans le plat de cuisson.

Pommes de terre en robe de chambre farcies

Prép. : 35 mn. Cuiss. : 25 mn.
4 pers. - 190 Kcal./pers.

4 grosses pommes de terre de 150 g. / 300 g. de fromage blanc maigre / 4 cuil. à soupe de persil, de ciboulette et de cerfeuil / 1 citron / 1/2 cuil. à café de cumin en poudre / Sel / Poivre / 30 g. de beurre allégé.

Brosser et laver les pommes de terre. Les essuyer et les disposer dans des papillotes d'aluminium huilées. Cuire au four, th. 8, 20 minutes.

Mélanger le fromage blanc, les herbes, le jus de citron et le cumin. Saler et poivrer.

Enlever les pommes de terre des papillotes. Les couper en 2. Les évider. Les remplir de la préparation. Poser une noix de beurre et faire gratiner au four. Servir chaud.

Laitue aux oignons nouveaux

Prép. : 30 mn. Cuiss. : 45 mn.
4 pers. - 185 Kcal./pers.

8 petites laitues / Sel / Poivre / 500 g. de petits oignons blancs épluchés / 200 g. d'oignons doux hachés / 3 cuil. à soupe de persil, de basilic et de cerfeuil / Noix de muscade / 1/2 dl. de vin blanc sec / 30 g. de beurre allégé.

Nettoyer et bien laver les laitues. Les blanchir à l'eau bouillante salée 4 minutes. Les retirer avec une écumoire. Les passer sous l'eau froide. Les presser et les rouler.

Cuire à feu doux 10 minutes tous les oignons dans une casserole avec 2 verres d'eau.

Dans un plat huilé allant au four, étaler les oignons hachés. Saupoudrer du hachis d'herbes. Disposer au-dessus les laitues et les oignons nouveaux. Saler et poivrer. Saupoudrer de noix de muscade. Arroser de vin blanc. Couvrir d'un papier aluminium. Cuire au four, th. 6, 20 minutes.

Découvrir le plat et continuer la cuisson 10 minutes.

Servir parsemé d'herbes et arrosé de beurre fondu.

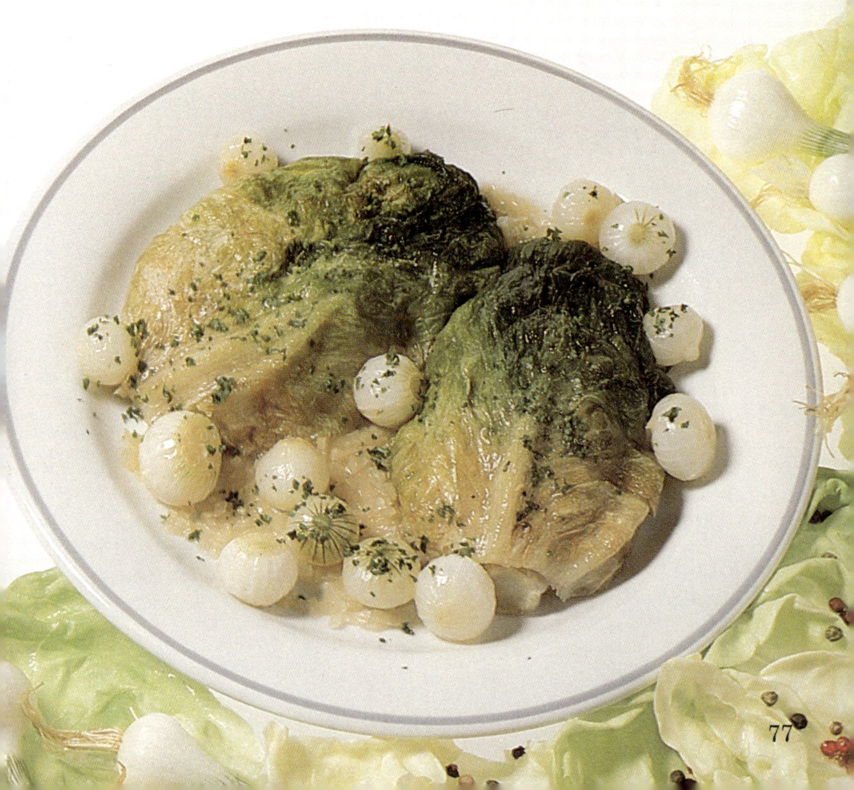

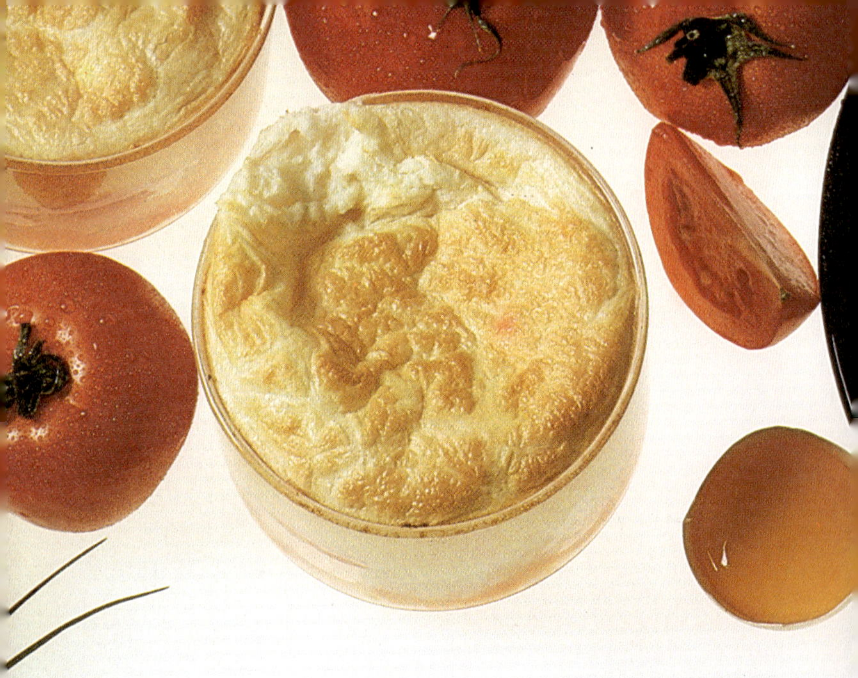

Soufflé aux tomates

Prép. : 50 mn. Cuiss. : 35 mn.
4 pers. - 275 Kcal./pers.

700 g. de tomates / Sel / Poivre / 100 g. d'oignon haché / 100 g. de céleri haché / 4 cuil. à soupe d'un hachis de persil, de ciboulette et de cerfeuil / 2 jaunes d'œufs / 5 blancs d'œufs / 4 dl. de lait écrémé / 60 g. de gruyère râpé / Noix de muscade / 40 g. de maïzena.

Monder les tomates. Les couper en tranches.

Blanchir à l'eau bouillante salée l'oignon et le céleri pendant 5 minutes. Egoutter.

Dans un moule à soufflé beurré, étaler par couches successives les tomates, l'oignon, le céleri et les herbes jusqu'à épuisement des légumes. Saler et poivrer.

Chauffer le lait avec la maïzena. Hors du feu, ajouter les jaunes d'œufs, le gruyère et la noix de muscade. Saler et poivrer. Incorporer les blancs d'œufs montés en neige. Verser dans le moule. Cuire à four préchauffé, th. 6, 25 minutes.

Servir aussitôt.

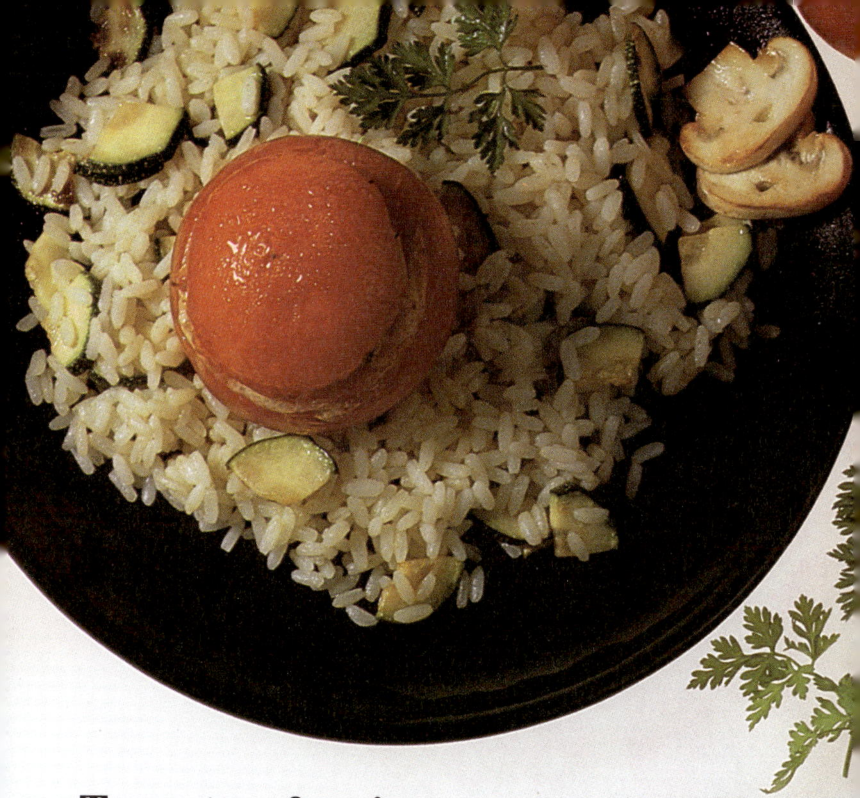

Tomates farcies

Prép. : 45 mn. Cuiss. : 35mn.
4 pers. - 390 Kcal./pers.

4 grosses tomates de 250 g. / Sel / Poivre / 2 cuil. à soupe d'huile / 50 g. d'échalote hachée / 1 gousse d'ail écrasée / 200 g. de champignons de Paris émincés / 1 citron / 1 œuf / 3 cuil. de persil, de ciboulette et d'estragon hachés / 80 g. de gruyère râpé / 100 g. de jambon cuit haché / 1/2 cuil. à café de cumin en poudre.

Laver les tomates. Découper un couvercle au 1/3 de la hauteur. Les évider. Conserver la chair. Saupoudrer l'intérieur de sel et de poivre. Retourner et laisser égoutter sur une grille.

Dans une poêle, faire fondre l'échalote avec l'huile. Ajouter l'ail, les champignons et le jus de citron. Laisser mijoter jusqu'à évaporation complète du liquide (15 minutes environ).

Dans un saladier, mélanger les champignons, la pulpe des tomates, l'œuf, les herbes, le gruyère râpé, le jambon et le cumin. Saler et poivrer.

Farcir les tomates de la préparation. Poser le couvercle. Disposer dans un plat à gratin huilé. Cuire au four, th. 7, 20 minutes. Servir chaud.

Ananas aux litchis

Repos : 3 h. Prép. : 30 mn. Cuiss. : 10 mn.
4 pers. - 165 Kcal./pers.

1 ananas frais / 100 g. de litchis / 1 pomme épluchée / Edulcorant.

Enlever le sommet de l'ananas. Conserver le couvercle. Creuser le fruit. Couper 1/4 de sa chair en petits cubes. Réduire le reste en purée.

Eplucher et dénoyauter les litchis. Les mettre dans une casserole avec la purée d'ananas et la pomme râpée. Cuire à petit feu 10 minutes. Ajouter l'édulcorant et les cubes d'ananas frais. Laisser tiédir.

Remplir l'ananas de la préparation. Mettre 3 heures au réfrigérateur.

Au moment de servir, coiffer l'ananas de son couvercle.

Bananes en papillotes

Prép. : 35 mn. Cuiss. : 50 mn.
4 pers. - 140 Kcal./pers.

20 g. de raisins de Corinthe / 1 citron non traité / 2 pommes de 150 g. / 1/2 cuil. à café de cannelle râpée / Edulcorant / 4 bananes / 1/2 gousse de vanille coupée en 4.

Faire gonfler les raisins dans de l'eau tiède.

Peler le citron. Couper la peau en fine julienne. La blanchir 10 minutes à l'eau bouillante. Egoutter.

Couper les pommes en morceaux. Les cuire 10 minutes avec 3 cuillerées à soupe d'eau en remuant. Passer au tamis. Saupoudrer de cannelle. Ajouter l'édulcorant.

Sur 4 rectangles de papier aluminium, disposer les bananes pelées. Les arroser de jus de citron. Répartir les morceaux de vanille, la compote de pommes, les raisins égouttés et le zeste du citron. Fermer les papillotes. Cuire au four, th. 4, 30 minutes.

Servir chaud directement dans la papillote.

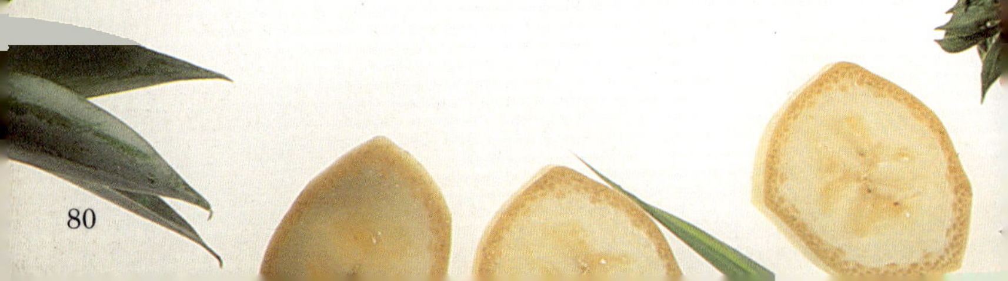

Fraises au malaga

Prép. : 15 mn.
4 pers. - 130 Kcal./pers.

20 g. de raisins secs de Malaga / 700 g. de fraises / 1 verre à liqueur de malaga / Cannelle / 2 blancs d'œufs.

Faire gonfler les raisins dans de l'eau tiède.

Laver rapidement les fraises. Les couper en morceaux. En conserver quelques-unes pour servir. Passer le reste au mixer. Arroser de malaga. Ajouter une pointe de cannelle.

Incorporer délicatement les blancs battus en neige ferme.

Servir dans des coupes individuelles. Parsemer de fraises entières et des raisins égouttés.

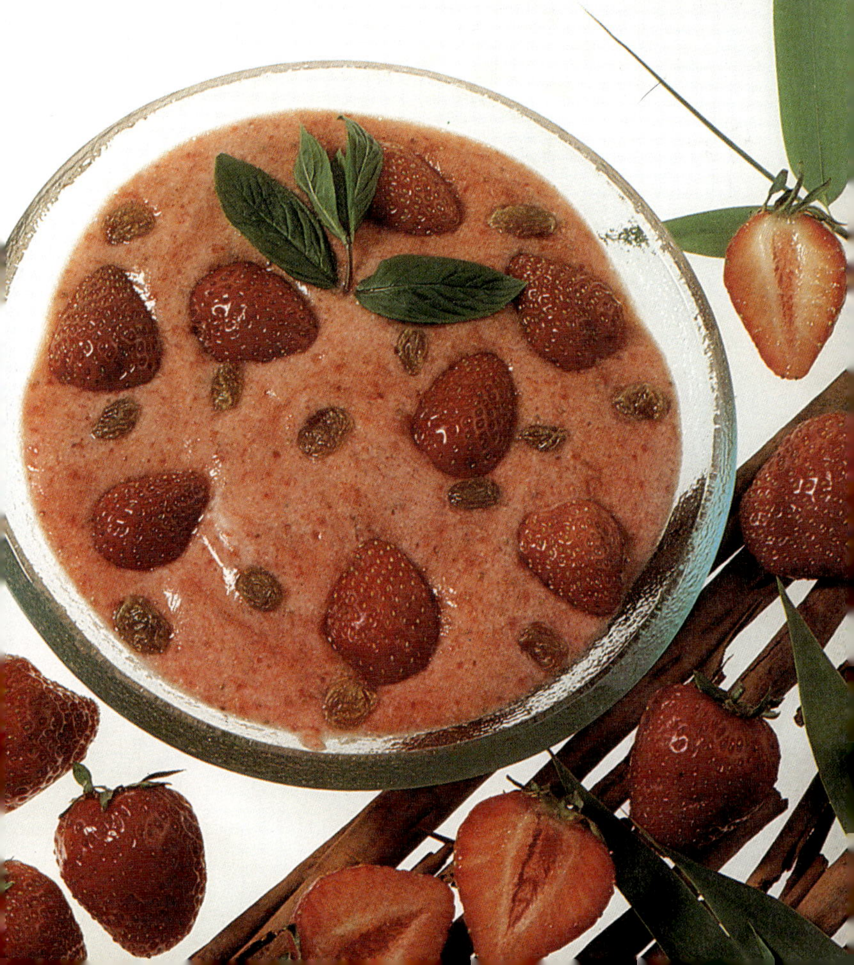

Compote de rhubarbe

Macération : 1 nuit Repos : 1 h.
Prép. : 45 mn. Cuiss. : 35 mn.
4 pers. - 160 Kcal./pers.

1 kg. de rhubarbe / 100 g. de sucre en poudre / 1 gousse de vanille coupée en 2 / 1 cuil. à soupe de maïzena / Edulcorant (selon le goût).

La veille, laver, éplucher et couper la rhubarbe en petits dés. La saupoudrer du sucre. Laisser reposer 1 nuit.

Le lendemain, verser le tout dans une casserole. Ajouter la vanille. Porter à ébullition. Cuire à découvert et à feu doux 30 minutes. Ajouter un peu d'eau si nécessaire. Verser la maïzena diluée dans un peu d'eau froide. Continuer la cuisson 2 minutes.

Goûter et ajouter un peu d'édulcorant si nécessaire. Enlever le bâton de vanille. Verser dans une coupe. Placer 1 heure au réfrigérateur.

Pommes à la cannelle

Prép. : 40 mn. Cuiss. : 20 mn.
4 pers. - 150 Kcal./pers.

6 pommes / 1/2 gousse de vanille fendue / 1 petit morceau de cannelle / 50 g. de fromage blanc maigre / 1 blanc d'œuf / Edulcorant / Cannelle en poudre.

Eplucher 2 pommes. Les épépiner. Les couper en morceaux. Les mettre dans une casserole avec 3 cuillerées à soupe d'eau, la vanille et la cannelle. Cuire doucement 10 minutes en remuant. Enlever les épices. Passer au tamis.

Ajouter le fromage blanc fouetté, les blancs d'œufs battus en neige ferme et un peu d'édulcorant suivant les goûts.

Evider les pommes restantes. Les disposer dans un plat à gratin huilé. Les remplir de la préparation. Cuire au four, th. 6, 10 minutes.

Servir chaud saupoudré de cannelle.

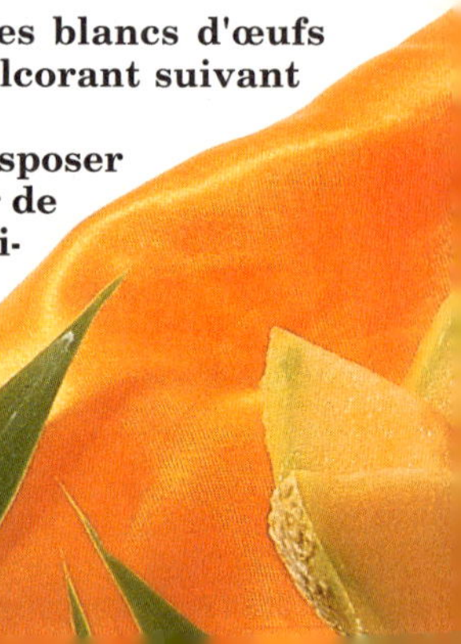

Melon à la menthe

Repos : 2 h. Prép. : 15 mn.
4 pers. - 60 Kcal./pers.

2 melons de 400 g. / 2 citrons non traités / Quelques feuilles de menthe fraîche.

Découper le haut des melons. Enlever les graines. Découper la chair en petits cubes. Réserver les coques au frais.

Dans un saladier, mettre les morceaux de melon, le jus et le zeste d'un citron et 2 cuillerées à café de menthe hachée. Mélanger. Placer 2 heures au réfrigérateur.

Servir le melon dans les coques réservées, parsemer de rondelles de citron et de feuilles de menthe.

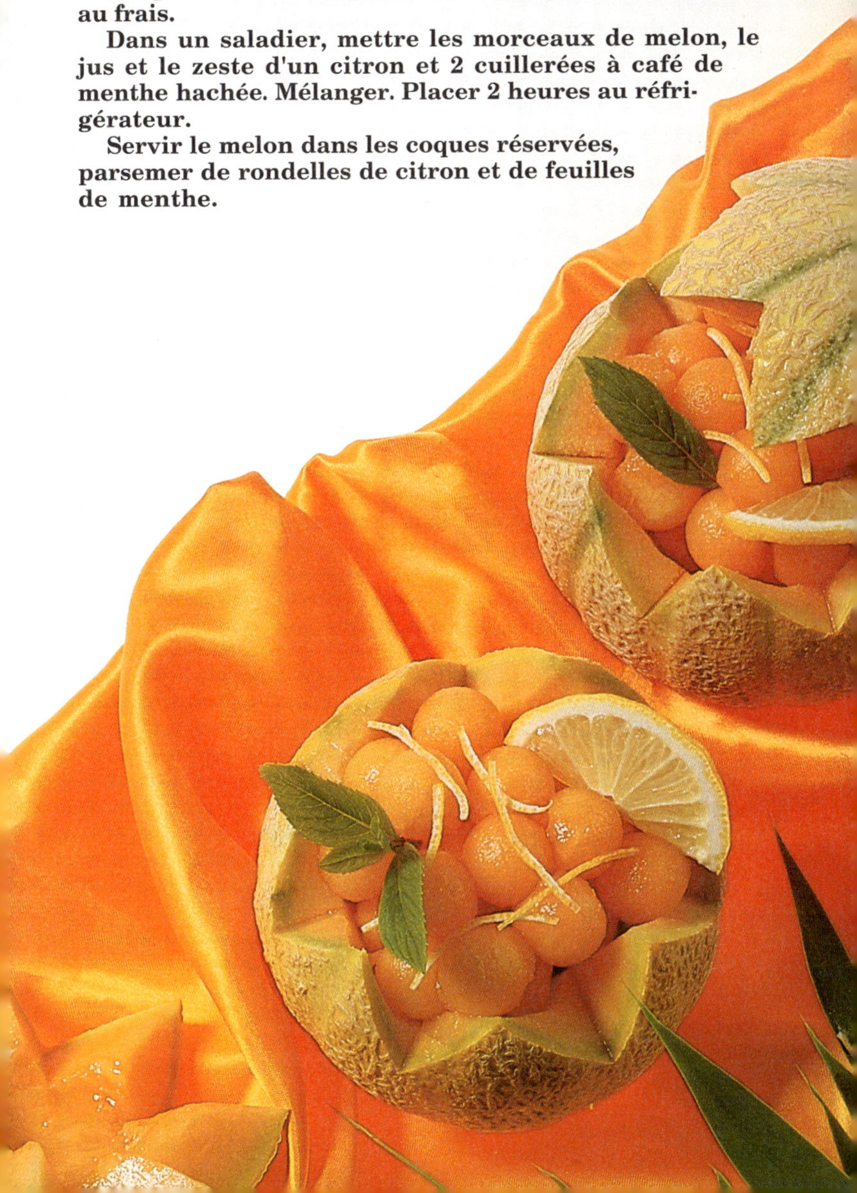

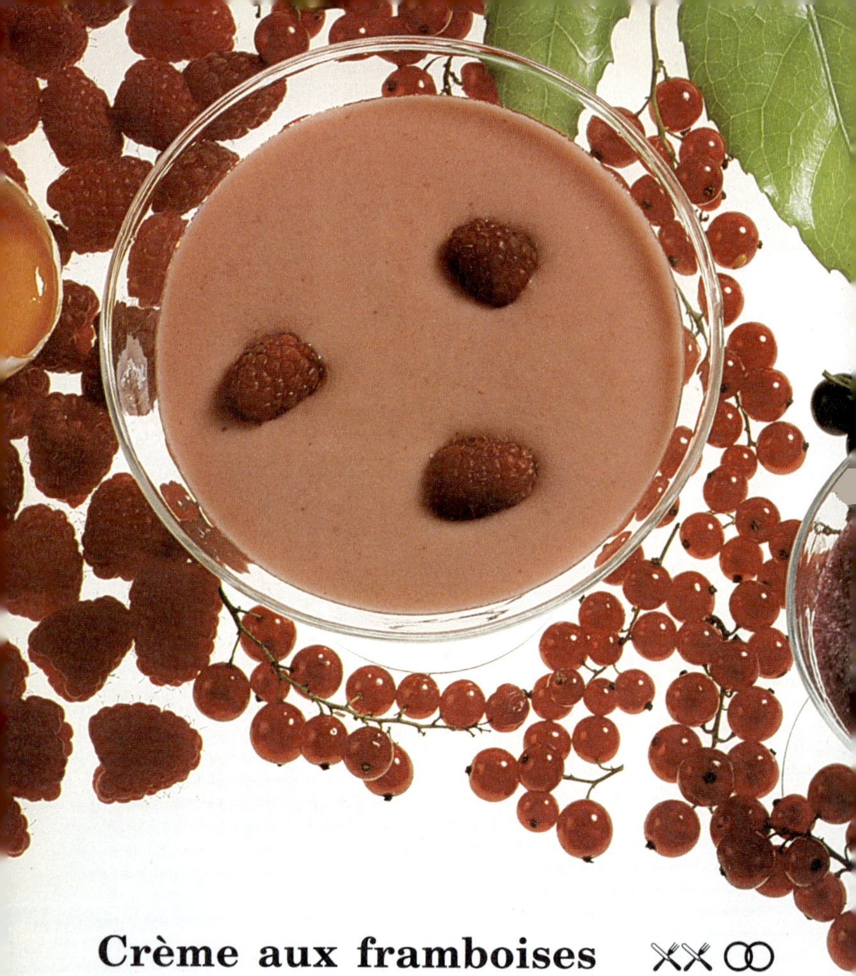

Crème aux framboises et aux groseilles

Repos : 1 h.
Prép. : 1 h. Cuiss. : 30 mn.
4 pers. - 165 Kcal./pers.

3 dl. de lait écrémé / 1 cuil. à café de vanille liquide / 2 jaunes d'œufs / Edulcorant / 200 g. de groseilles nettoyées / 300 g. de framboises.

Porter à ébullition 2 dl. de lait et la vanille. Hors du feu, fouetter les jaunes d'œufs et le reste du lait froid. Ajouter l'édulcorant. Verser dans le lait bouillant et placer la préparation au bain-marie. Continuer la cuisson à feu très doux en remuant. La crème est prête lorsqu'elle nappe la cuillère.

Cuire les groseilles et les framboises avec 3 cuillerées à soupe d'eau pendant 10 minutes (en garder pour le décor). Passer au tamis. Mélanger la purée de fruits à la crème en fouettant.

Répartir dans des coupes individuelles. Placer 1 heure au réfrigérateur. Servir parsemé de fruits.

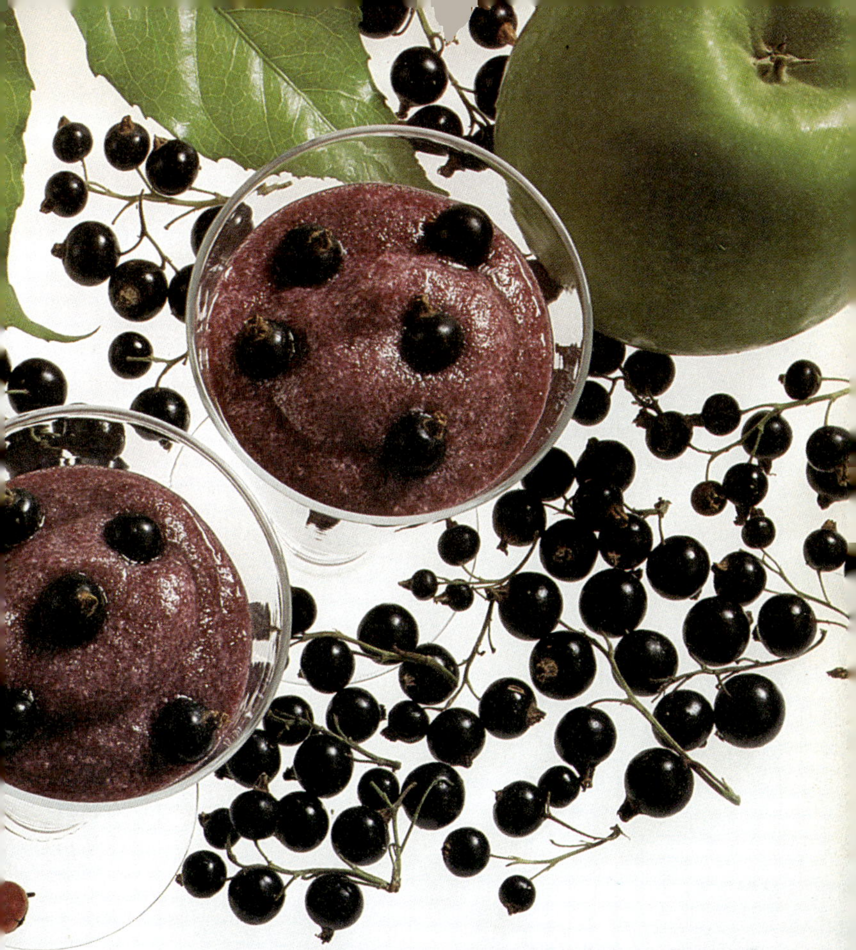

Crème au cassis et aux pommes

Repos : 1 h.
Prép. : 30 mn. Cuiss. : 15 mn.
4 pers. - 130 Kcal./pers.

300 g. de cassis / 200 g. de pommes / Edulcorant / 1/2 sachet de gélatine en poudre / 2 blancs d'œufs.

Nettoyer les cassis (en conserver pour décorer). Laver les pommes. Les couper en morceaux avec la peau et les pépins. Faire cuire le tout en remuant dans une casserole avec 1 demi-verre d'eau pendant 10 minutes. Passer au tamis. Ajouter l'édulcorant dissous dans un peu d'eau et laisser refroidir.

Dissoudre la gélatine dans 5 cuillerées à soupe d'eau chaude. Mélanger les 2 préparations. Incorporer délicatement les blancs d'œufs en neige ferme.

Verser dans des coupes individuelles. Placer 1 heure au réfrigérateur.

Servir parsemé de graines de cassis.

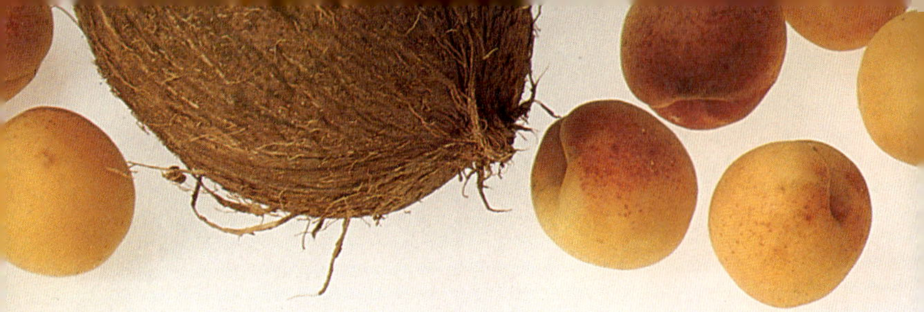

Flan d'abricots

Macération : 15 mn. Prép. : 35 mn. Cuiss. : 50 mn.
4 pers. - 190 Kcal./pers.

500 g. d'abricots frais / 4 cuil. à café de kirsch / 1/4 l. de lait écrémé / 1/2 gousse de vanille fendue / 2 œufs / Edulcorant.

Couper les abricots en 2. Les disposer dans des ramequins individuels. Arroser avec le kirsch. Laisser macérer 15 minutes. Placer les ramequins dans un grand plat contenant de l'eau chaude.

Faire bouillir le lait avec la vanille.

Casser les œufs dans une terrine. Dissoudre l'édulcorant dans un peu d'eau. L'ajouter aux œufs. Incorporer peu à peu le lait chaud. Eliminer la gousse de vanille.

Filtrer au-dessus des abricots. Cuire au four, th. 4, 45 minutes.

Flan au fromage et au coco

Prép. : 15 mn. Cuiss. : 20 mn.
4 pers. - 160 Kcal./pers.

Edulcorant / 4 œufs / 500 g. de fromage blanc / 150 g. de noix de coco fraîche râpée.

Battre ensemble l'édulcorant dilué dans un peu d'eau et les jaunes d'œufs. Incorporer délicatement le fromage blanc bien égoutté, la noix de coco et les blancs d'œufs montés en neige très ferme.

Verser la préparation dans un moule à manqué beurré. Cuire au four, th. 5, 20 minutes.

Vérifier la cuisson à l'aide d'une lame de couteau.

Servir tiède ou froid.

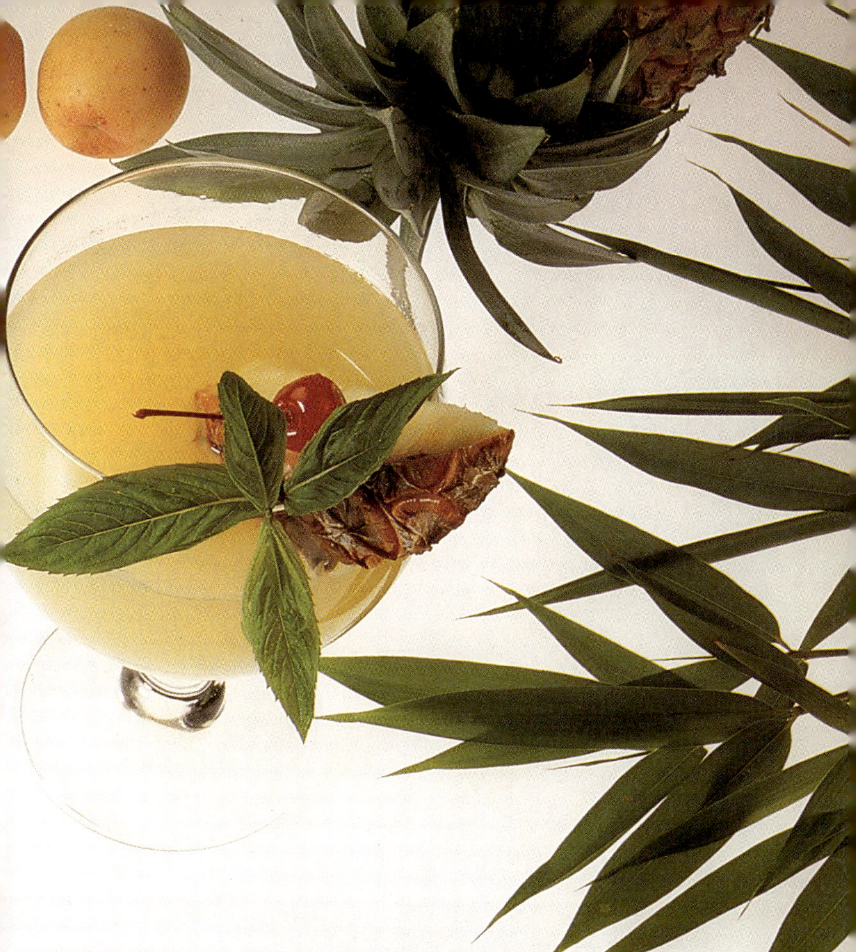

Gelée à l'ananas

Repos : 2 h. Prép. : 25 mn
4 pers. - 140 Kcal./pers.

15 g. de gélatine en feuille / 1 ananas frais (900 g.) / Edulcorant.

Faire ramollir la gélatine dans de l'eau froide. Egoutter. La dissoudre dans 1/2 l. d'eau chaude. Laisser tiédir.

Peler l'ananas. Tailler et conserver 2 tranches pour servir. Couper le reste en morceaux. Mixer pour en extraire le jus. Filtrer.

Mélanger les 2 préparations. Ajouter éventuellement l'édulcorant.

Répartir dans des coupes individuelles. Placer 2 heures au réfrigérateur.

Servir frais accompagné d'une demi-tranche d'ananas.

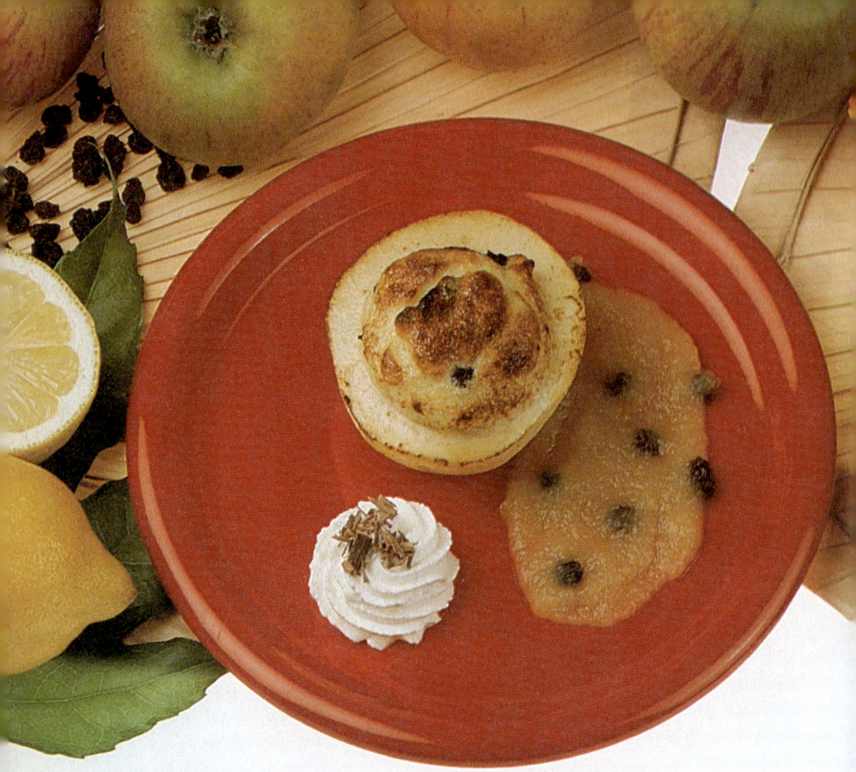

Gratin aux reinettes ✗✗ ○

Prép. : 40 mn. Cuiss. : 30 mn.
4 pers. - 150 Kcal./pers.

20 g. de raisins de Corinthe / 5 pommes reinettes de 150 g. / 1 citron non traité / 1 blanc d'œuf / Crème Chantilly légère (existe en bombe dans le commerce).

Faire gonfler les raisins dans de l'eau tiède. Prélever le zeste du citron.

Peler 4 pommes. Les couper en 2. Enlever les pépins en les évidant un peu. Arroser du jus de citron. Les disposer dans un plat à gratin beurré.

Enlever la peau et les pépins de la dernière pomme. La couper en morceaux. La cuire 10 minutes avec 3 cuillerées à soupe d'eau. Passer au tamis. Ajouter le zeste de citron, les raisins égouttés et le blanc d'œuf monté en neige ferme.

Remplir les pommes de la préparation. Cuire au four, th. 5, 15 minutes. Faire gratiner rapidement 5 minutes sous le gril.

Servir chaud accompagné éventuellement d'une crème Chantilly légère.

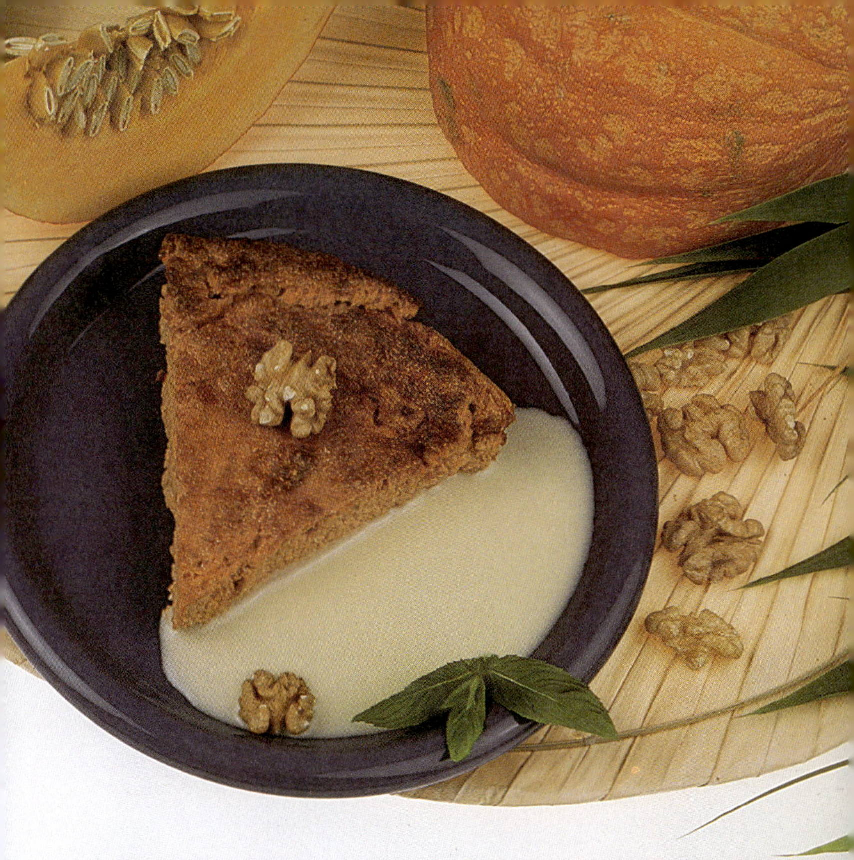

Gâteau au potiron et aux noix

Prép. : 30 mn. Cuiss. : 45 mn.
4 pers. - 290 Kcal./pers.

250 g. de potiron doux épluché / 200 g. de fromage blanc maigre / 1 cuil. à soupe de maïzena / 1 citron / 1/4 de cuil. à café de noix de muscade / 100 g. de noix hachées / 4 blancs d'œufs.

Couper en morceaux le potiron doux. Le cuire en remuant avec 1 verre d'eau pendant 15 minutes. Passer au tamis. Assécher la purée à feu vif.

Hors du feu, mélanger le fromage blanc bien égoutté, la maïzena délayée dans 1 cuillerée à soupe d'eau, le zeste de citron, la noix de muscade, les noix hachées (en garder quelques-unes) et la purée de potiron. Incorporer délicatement les blancs d'œufs battus en neige ferme.

Verser la préparation dans un moule beurré. Cuire au four, th. 5, 30 minutes. Vérifier la cuisson à l'aide de la lame d'un couteau.

Démouler froid et servir décoré de cerneaux de noix.

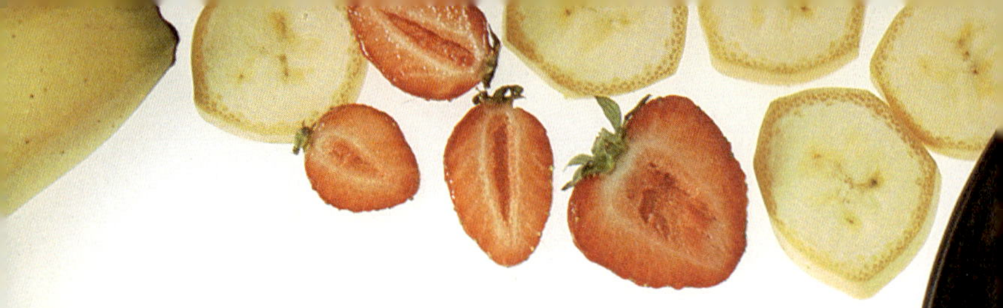

Mousse à la banane

Repos : 2 h. Prép. : 25 mn.
4 pers. - 240 Kcal./pers.

200 g. de fromage blanc maigre très froid / Edulcorant / 1 cuil. à café de vanille liquide / 6 blancs d'œufs / 4 bananes / 1 citron.

Mettre le fromage blanc dans un bol. Ajouter l'édulcorant dissous dans un peu d'eau et la vanille. Incorporer délicatement les blancs d'œufs battus en neige ferme.

Eplucher les bananes. Les arroser de jus de citron. Les écraser en purée très fine.

Mélanger les 2 préparations. Verser dans des coupes individuelles. Placer 2 heures au réfrigérateur.

Mousse aux fraises

Repos : 4 h. Prép. : 25mn.
4 pers. - 190 Kcal./pers.

400 g. de fraises fraîches (en conserver quelques-unes pour servir) / Le zeste et le jus d'1 citron / 200 g. de fromage blanc maigre battu / 2 blancs d'œufs.

Equeuter les fraises. Les laver. Les passer au tamis. Arroser de jus de citron.

Battre énergiquement le fromage blanc. Le mêler à la purée de fraise. Incorporer délicatement les blancs d'œufs montés en neige ferme.

Placer 4 heures au réfrigérateur.

Servir frais décoré de fraises entières et de zeste de citron râpé.

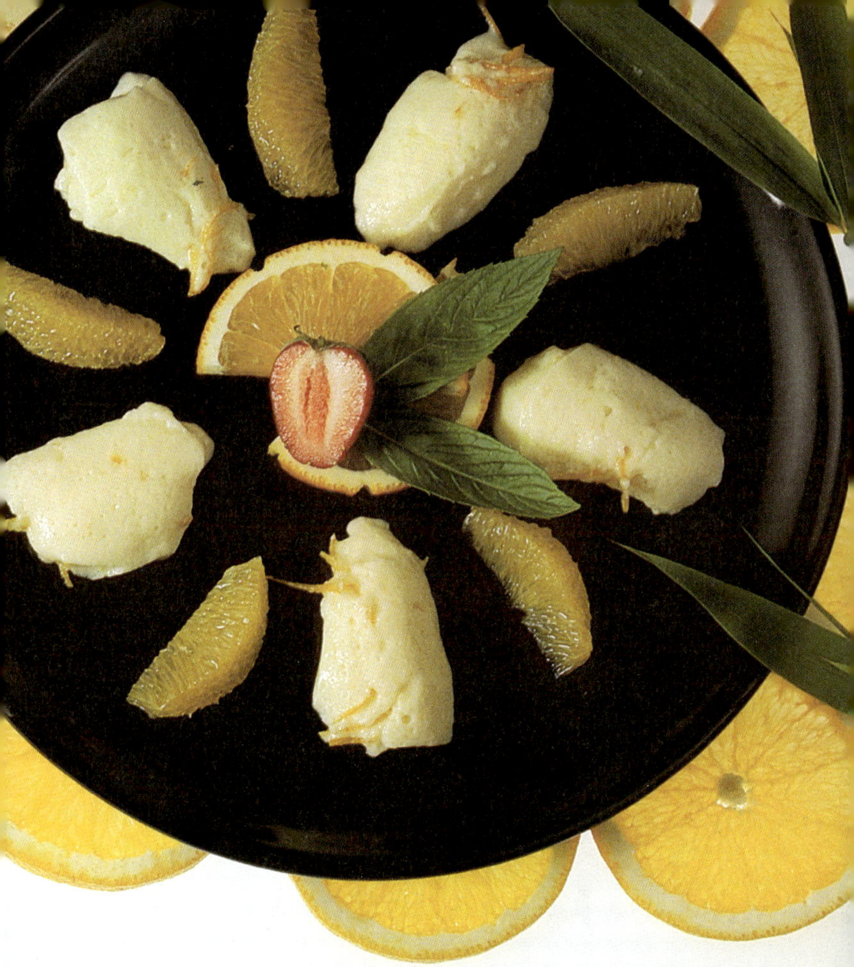

Mousse aux oranges

Repos : 6 h. Prép. : 30 mn. Cuiss. : 10 mn.
4 pers. - 200 Kcal./pers.

5 oranges non traitées + 1 pour servir / 1 sachet de gélatine en poudre / Edulcorant / 1 jaune d'œuf / 200 g. de fromage blanc maigre / 4 blancs d'œufs.

Râper les zestes de 3 oranges puis presser le jus des 5. Séparer les blancs d'œufs des jaunes.

Dissoudre la gélatine dans une casserole avec un peu d'eau. La mélanger au jus d'orange.

Hors du feu, ajouter les zestes, l'édulcorant, le jaune d'œuf et le fromage blanc. Mélanger. Incorporer les blancs d'œufs battus en neige ferme. Mettre au réfrigérateur 6 heures.

Disposer des "quenelles" de mousse sur les assiettes en alternant avec des tranches d'orange pelée à vif.

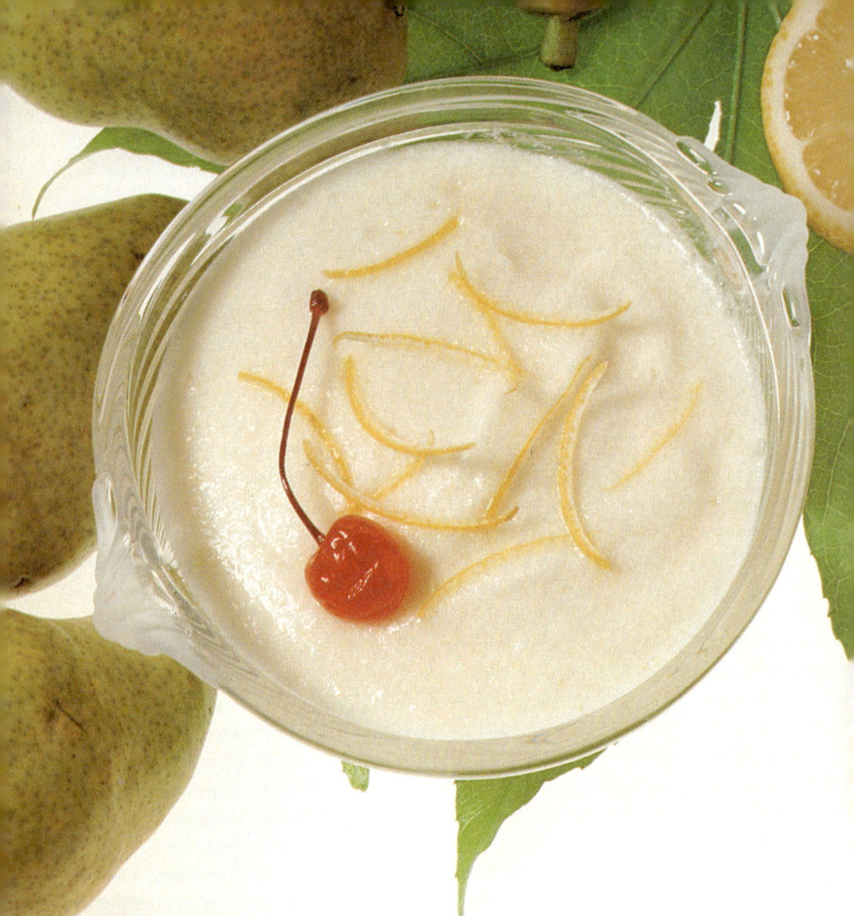

Mousse à la poire

XX O

Prép. : 40 mn. Cuiss. : 25 mn.
4 pers. - 150 Kcal./pers.

4 poires / 1/4 l. de jus de pomme / 3/4 l. d'eau / Le zeste et le jus d'1 citron non traité / 1 cuil. à café de maïzena / 2 blancs d'œufs battus en neige.

Eplucher les poires. Les mettre dans une casserole avec le jus de pomme et l'eau. Cuire à feu moyen 20 minutes.

Couper les fruits en morceaux. Enlever le centre. Passer au mixer. Arroser de jus de citron.

A feu vif, réduire le liquide de cuisson jusqu'à 1,5 dl. environ. Ajouter la maïzena diluée dans 1 cuillerée à soupe d'eau et la purée de poire. Porter à ébullition. Cuire 1 minute. Laisser refroidir.

Battre les blancs d'œufs en neige ferme. Les incorporer à la préparation.

Verser dans des coupes individuelles.

Servir saupoudré de zeste de citron râpé.

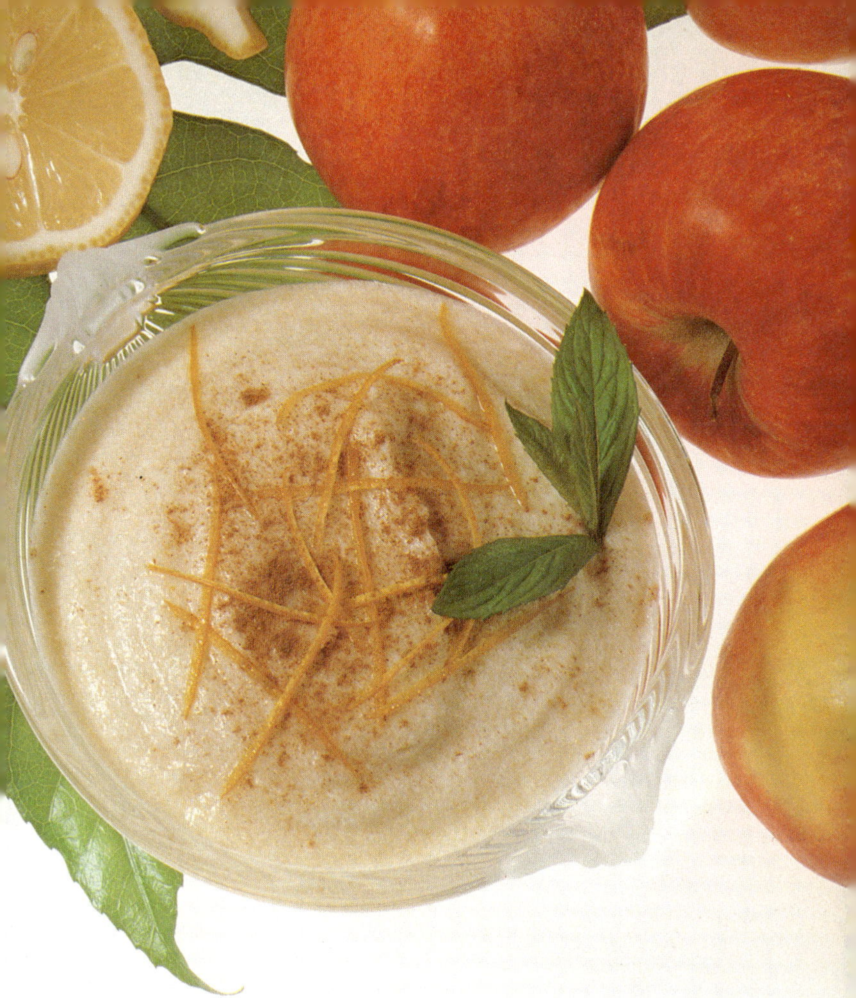

Mousse aux pommes

Prép. : 35 mn. Cuiss. : 10 mn.
4 pers. - 220 Kcal./pers.

1,2 kg. de pommes / 1 verre d'eau / Le zeste et le jus d'1 citron / 4 blancs d'œufs / Cannelle en poudre / Quelques feuilles de menthe.

Laver les pommes. Les couper en morceaux avec la peau et les pépins. Les cuire dans une casserole avec l'eau 10 minutes en remuant. Passer au tamis. Ajouter l'édulcorant et le jus de citron. Laisser refroidir.

Incorporer les blancs d'œufs montés en neige ferme.

Disposer dans des coupes individuelles. Saupoudrer de cannelle et du zeste de citron.

Servir parsemé de feuilles de menthe fraîche.

TABLE DES RECETTES

Les légumes

Les desserts

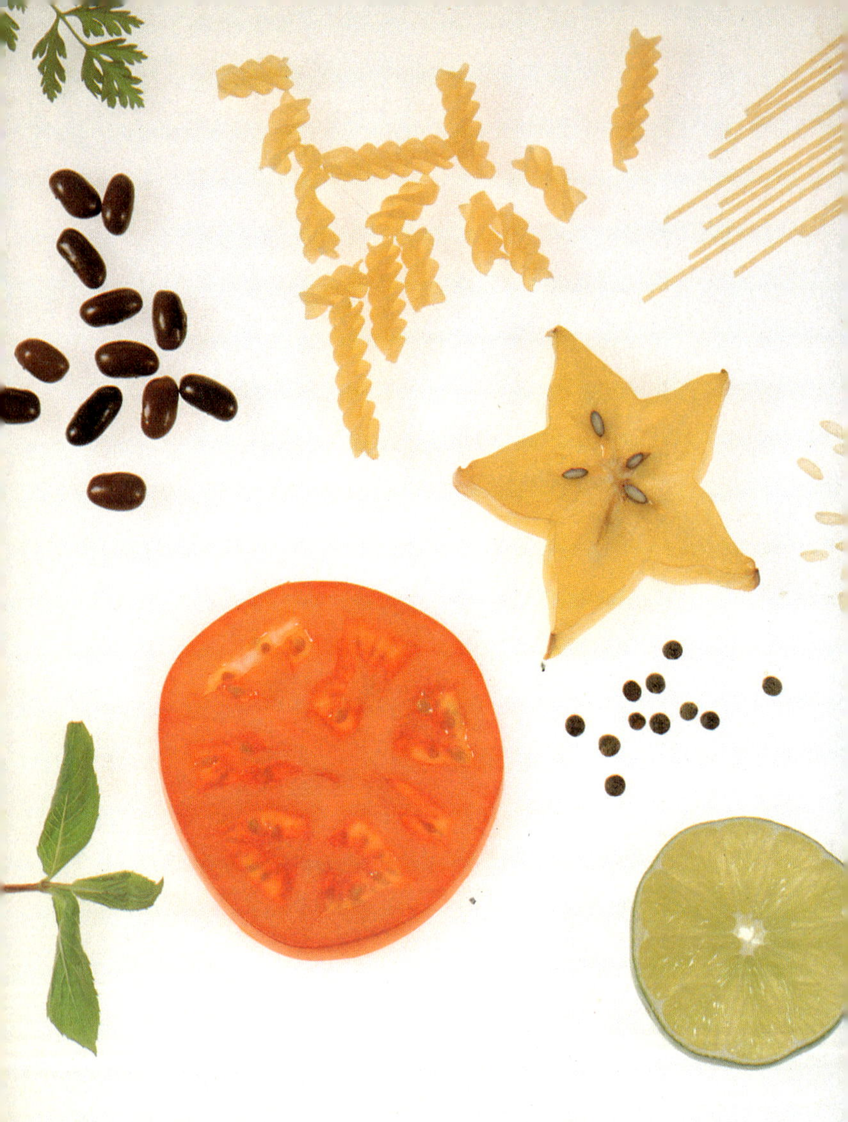

Dépôt légal 1er trim. 1991 - Imp. n° 1 796

ISBN 2-7372-2058-0

Imprimé en C.E.E.